DESEMBARCANDO O DIABETES

Um manual para quem tem e para quem não quer ter diabetes

Coleção **L&PM** POCKET/SAÚDE
Editor da série saúde: Dr. Fernando Lucchese

Comer bem, sem culpa – Dr. Fernando Lucchese, José Antonio Pinheiro Machado e Iotti
Desembarcando o Colesterol – Dr. Fernando Lucchese e Fernanda Lucchese
Desembarcando o Diabetes – Dr. Fernando Lucchese
Desembarcando a Hipertensão – Dr. Fernando Lucchese
Desembarcando o Sedentarismo – Dr. Fernando Lucchese e Cláudio Nogueira de Castro
Dieta mediterrânea – Dr. Fernando Lucchese e José Antonio Pinheiro Machado
Fatos & mitos sobre sua saúde – Dr. Fernando Lucchese
Filhos sadios, pais felizes – Dr. Ronald Pagnoncelli
Pílulas para viver melhor – Dr. Fernando Lucchese
Pílulas para prolongar a juventude – Dr. Fernando Lucchese
Viajando com saúde – Dr. Fernando Lucchese

FERNANDO LUCCHESE

DESEMBARCANDO O DIABETES

*Um manual para quem tem e
para quem não quer ter diabetes*

Www.lpm.com.br

L&PM POCKET

Coleção **L&PM** POCKET / Saúde vol. 3

Primeira edição na Coleção **L&PM** POCKET: outubro de 2002
7ª edição: janeiro de 2007

Capa, projeto gráfico e ilustrações: Marco Cena
Pesquisa: jornalista Maria Amélia Vargas
Revisão técnica: endocrinologista Helena Schmid e cardiologista Roberto Mayer
Revisão: L&PM Editores
Produção: L&PM Editores

ISBN: 85.254.1167-1

L936d Lucchese, Fernando
   Desembarcando o diabetes/ Fernando Lucchese --
7 ed. -- Porto Alegre : L&PM, 2007.
   140 p. : il. ; 18 cm. -- (Coleção L&PM Pocket)

   1.Gastroenterologia-Diabetes. 2. Diabetes. I.Titulo.
II.Série.

CDU 616.379-008.64

Catalogação elaborada por Izabel A. Merlo, CRB 10/329.

© Fernando A. Lucchese, 2002

Todos os direitos desta edição reservados à L&PM Editores
PORTO ALEGRE: Rua Comendador Coruja 314, loja 9 - 90220-180
   Floresta - RS / Fone: 51.3225.5777
PEDIDOS & DEPTO. COMERCIAL: vendas@lpm.com.br
FALE CONOSCO: info@lpm.com.br
www.lpm.com.br

IMPRESSO NO BRASIL
Verão de 2007

Ao Professor Rubem Rodrigues, mestre e amigo que durante toda a vida tratou milhares de pacientes com diabetes.

Agradecimentos

Este livro foi enriquecido pela revisão cuidadosa da endocrinologista e diabetóloga Dra. Helena Schmid, que contribuiu não só com sua correção mas também com sua estrutura.

SUMÁRIO

5 Introdução - Vivendo bem com o diabetes

7 Uma história real

12 Outra história real

14 A história se repete, porém com outros detalhes

17 **Capítulo I**
Para início de conversa, o que é diabetes?

33 **Capítulo II**
Os diabéticos também comem

51 **Capítulo III**
Os diabéticos também se exercitam

65 **Capítulo IV**
Hiperglicemia ou hipoglicemia, como controlar?

79 **Capítulo V**
Prevenindo o diabetes

95 **Capítulo VI**
Tratando o diabetes

109 **Capítulo VII**
Apareceram as complicações, e agora?

123 **Capítulo VIII**
Fatos e mitos sobre diabetes

129 Apêndice (sites e sugestões de leitura)

Vivendo bem com o diabetes

❏ O fato de alguém da sua família ou você mesmo ser diabético não o condena precocemente a uma vida curta e sem qualidade.

❏ Há muitos anos, o diabetes e os diabéticos sofreram uma espécie de estigma que não corresponde à realidade.

❏ Hoje sabemos com segurança que o diabético pode viver muito e bem.

❏ A primeira decisão, mesmo antes do início da doença, é preveni-la.

❏ Após saber-se diabético, a decisão saudável é aceitar o fato sem desespero.

❏ Em seguida, obter todas as informações sobre a doença, estudá-las e compreendê-las.

❏ **Importante:** organize sua equipe de saúde, que lhe dará assistência, apoio e informação de forma permanente. Ela deve ser constituída de pelo menos um médico e, sob supervisão deste médico, uma enfermeira especializada e — por que não? — um paciente (ou familiar) experiente, que já conviva com a doença há anos, bem como de um dentista.

❑ Mantenha-se informado sobre novas drogas, equipamentos e pesquisas recentes.

❑ Mas, sobretudo, entenda que manter o controle de glicose no sangue é vital, mesmo que você se sinta bem com níveis alterados. Ou seja, seu futuro está em suas mãos, o que não é de todo ruim. Lembre-se que outras doenças graves simplesmente decidem por você. Com o diabetes não: **É você que está no comando!**

Desembarque o diabetes
fazendo a sua prevenção e, se a doença já estiver ativa,
desembarque suas complicações.
Finalmente, embarque para uma vida longa apesar
do diabetes.

Uma história real

Em setembro de 1980, nasceu a primeira filha do casal Flávio e Susana. Renata era um bebê lindo, não tardaria a abrir largos sorrisos, encolhendo os olhinhos e ressaltando as bochechas rosadas. Em nada se diferenciava das outras crianças de sua idade: alimentava-se e desenvolvia-se normalmente. Porém, quando a menina estava com 1 ano e 10 meses, faltando um pouco mais de 30 dias para o nascimento de Cíntia, sua irmã caçula, seus pais começaram a perceber algumas alterações no comportamento da primogênita.

Renata chorava com muita freqüência, começou a perder peso rapidamente, sentia muita sede e urinava cada vez mais e em intervalos menores. Não tardou para que a primeira crise de hiperglicemia acontecesse, deixando o casal, às vésperas da família receber uma nova integrante, em estado de alerta. Tão logo perceberam a gravidade do problema, a menina foi levada às pressas para o hospital. Depois de alguns exames, quando a crise já estava superada, foi detectado que Renata era portadora do Diabetes

Mellitus do Tipo 1. A partir desse dia, a rotina dessas pessoas sofreria algumas mudanças.

Imediatamente, toda a família se submeteu a exames a fim de verificar se também tinham predisposição para manifestar o diabetes. Na época, não havia como se obter muita informação sobre a doença, e o tratamento era muito mais difícil. Ainda por cima, nenhuma indústria farmacêutica no Brasil trabalhava com insulina injetável, por isso era preciso importá-la de outros países. Em solidariedade, amigos da família mobilizavam-se para trazer o hormônio, medicamentos e acessórios sempre que faziam alguma viagem ao exterior.

Com o tempo, foi ficando mais fácil fazer o controle do diabetes de Renata. Durante toda a sua infância, seus pais se encarregaram de monitorar a glicemia e tomar todas as precauções necessárias. À medida que foi crescendo, ela tomou para si o controle de sua doença. Sendo que, desde os cinco anos, a própria menina passou a fazer as aplicações de insulina em si mesma. A dificuldade de fazer com que o pai (única pessoa em quem confiava para lhe dar injeção) se locomovesse até o local onde estivesse apenas para administrar a dose do hormônio foi o principal incentivo para vencer o medo da picada da agulha.

A independência de saber como e quando deveria se medicar foi a primeira vitória de Renata sobre a doença. A partir disso, os problemas relacionados com o diabetes jamais a impediram de realizar qualquer atividade, pois ela tinha conhecimento de quais eram os cuidados e precauções que deveria tomar para não enfrentar crises de falta ou excesso de açúcar no sangue. Tais informações foram sendo transmitidas para Renata durante a sua infância e, conseqüentemente, repassadas para a irmã.

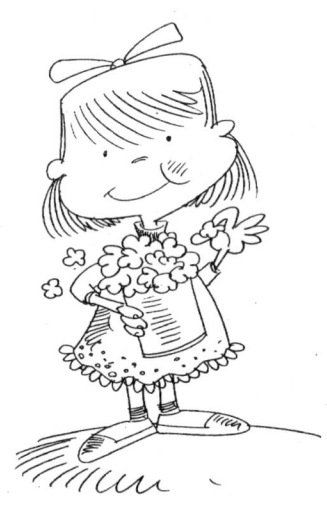

As situações que poderiam ser um empecilho para qualquer criança diabética foram tiradas de letra. Nas festinhas de aniversário dos colegas, sabia que não podia devorar os doces, então ela se contentava em comer apenas os salgadinhos, sem drama. Quando ia ao parque com os pais, uma coisa era certa: Cíntia comia a pipoca doce e Renata escolhia a salgada. Tudo na perfeita paz. Além disso, para evitar conflitos, nunca lhe foi negado nenhum alimento. A própria menina, com orientação médica, encarregava-se de perceber o que não a fazia se sentir bem ou aumentava a glicose que ela mesma media no sangue.

Na realidade, o diabetes nunca foi considerado problema em sua vida. Tanto que, para ela, não se trata de uma doença. É apenas uma situação que exige atenção especial com a saúde. Cuidados esses inerentes a qualquer pessoa, independente de ser diabético ou não. Seguir uma dieta rica em fibras e livre do excesso de gorduras e açúcar, ter corretos hábitos de higiene corporal e se exercitar com freqüência são atitudes que deveriam ser tomadas por todos os indivíduos, em qualquer idade. Toda a família de Renata passou a adotar estas atitudes.

Em seu convívio de 20 anos com a doença, foram poucos os episódios que lhe causaram graves transtornos de saúde. Quando era criança, seus pais tiveram que correr para o hospital algumas vezes devido às crises de hipo e de hiperglicemia. Com o tempo e a facilidade de encontrar insulina, medicamentos e alimentos dietéticos no Brasil, essas situações tornaram-se cada vez mais raras.

Além disso, tanto a própria Renata quanto as pessoas que convivem com ela já conseguem detectar as alterações na saúde da moça apenas observando o seu comportamento. Para saber se a glicose está subindo, por se tratar de um processo mais lento, basta verificar se ela está com sede, falta de ar, ingerindo muito líquido, urinando demais, com muito sono ou cansaço. E quando acontece uma baixa na glicemia, os sintomas são mais rápidos: suor, dor de cabeça, tremores.

Renata é o exemplo de que a pessoa com diabetes pode levar uma vida normal, crescer e se desenvolver como qualquer indivíduo. Em alguns casos, o portador da doença acaba tendo uma rotina bem mais saudável do que a maioria das pessoas, justamente pela constante preocupação com o seu bem-estar.

O importante é se conscientizar de que tem a doença e prezar as coisas simples que o mundo lhe proporciona. Lembre-se: o fator emocional está diretamente ligado ao corpo. E isso acaba influindo de maneira intensa nas funções orgânicas do diabético. Portanto, descobrir o prazer das pequenas coisas e livrar a mente de aborrecimentos desnecessários é a chave da satisfação física e mental. Com muita alegria, disposição e carinho é possível vencer o diabetes e/ou aprender a conviver com ele.

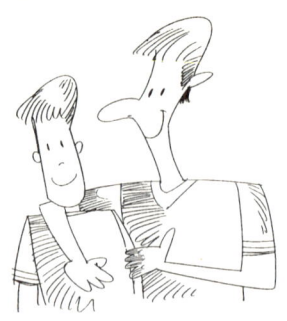

Outra história real

Tino, 45 anos, representante comercial, obeso, filho de pai diabético e infartado aos 45 anos, notou que algo estava ocorrendo em sua vida. Sentia sede intensa, urinava muito e vinha perdendo peso. Nos últimos anos, descuidara de sua saúde. Vivia sedentário e obeso. Ingeria gorduras animais em excesso, bebia grande quantidade de cerveja e destilados. Desinteressara-se por si próprio. Claro que sua vida emocional contribuía muito para isso. Divorciara-se há meses e, além das dívidas que vinham se acumulando, um dos seus filhos causava-lhe extrema preocupação pelo envolvimento com más companhias. Tino estava infeliz. E algo novo parecia estar acontecendo. Tino andava indisposto, cansado, sem ânimo e sonolento. Sentia-se fraco e desmotivado. Por duas vezes, episódios mais fortes de tontura fizeram-no deitar-se no sofá do escritório no meio do dia. Tino achou que fosse um incômodo passageiro, talvez uma virose, e procurou continuar sua atividade profissional, que lhe exigia muito.

Mas finalmente, um dia, encontrou um vizinho que lhe sugeriu a possibilidade de estar diabético.

No dia seguinte foi ao seu médico, que o examinou, constatando hipertensão (pressão de 160/120), e pediu-lhe alguns exames de sangue. Foi aí que descobriu estar sua glicose em mais de 200mg% e seu colesterol acima de 300 mg%. Associados à sua obesidade central, concentrada no abdômen e tórax, a hipertensão, a glicose elevada e o colesterol muito alto constituem a Síndrome X, responsável por grande número de mortes de diabéticos.

Ouviu o médico falar-lhe de Síndrome X enquanto construiu na cabeça uma lista de decisões. Há pouco tempo lera em um artigo no jornal que o estilo de vida era o grande responsável pela longevidade do ser humano. Decidiu viver muito. Passou a cumprir à risca as orientações do seu médico. Iniciou exercícios físicos compatíveis com sua condição, foi cuidadoso em sua dieta, além de tomar os remédios regularmente. Foi-lhe receitado um antidiabético oral, que reduziu significativamente a sua glicose sem baixá-la em demasia. Seu colesterol normalizou, assim como a pressão, claro que com a ajuda de medicamentos. Tornou-se um homem cuidadoso com a sua saúde e com suas emoções. Parou de beber, chamou seu filho e ofereceu-lhe amizade e parceria. Sua vida mudou. Para melhor. Para muito melhor. Tino decidiu viver muito, apesar do diabetes.

A história se repete, porém com outros detalhes

Mário, 50 anos, advogado, tinha sido obeso até os 45 anos, quando se submeteu a uma dieta rigorosa e ao uso de medicamentos que o auxiliaram a perder peso. Na avaliação médica que fez ao iniciar a dieta, descobriu que sua glicose no sangue estava ligeiramente elevada, porém não o suficiente para que o diagnóstico de diabetes fosse confirmado. Apesar de ter sido solicitado um teste de tolerância à glicose, Mário nunca o realizou por medo de que fosse rotulado de diabético por toda a vida e, com isso, profundas transformações, achava ele, teriam que ocorrer nos seus hábitos. Achou que emagrecendo resolveria todos os problemas. Em poucos meses, perdeu 6 kg mas os recuperou após 2 anos. Sua pressão subiu, passou a usar remédios, exagerava na comida e na bebida, aumentou ainda mais de peso. Um dia, quando já tinha 60 anos, Mário notou que estava urinando mais do que anteriormente e sentia muita sede. Ao tomar banho, surpreendeu-se com a coloração da porção superior de um dos pés, que estava vermelho-arroxeado em relação ao outro. Como não sentia dor, despreocupou-se. Na verdade, nos últimos anos, sentia com freqüência alfinetadas nos pés e pernas, sobretudo à noite, mas não eram suficientes para impedir o sono, de modo que não deu maior atenção. Na noite seguinte, depois de um dia de trabalho, notou uma pressão no pé esquerdo. Sentia-se fraco. Foi informado pelo médico que estava diabético e que, como já tinha perdido a sensibilidade nos pés, apesar de o Diabetes já existir há muito tempo, ele não tinha sintomas muito claros.

Os exames realizados sugeriam que desde os 48 anos, associado à sua obesidade, concentrada no abdômen e tórax, à hipertensão, à glicose e aos triglicerídios elevados no sangue, apresentava a Síndrome X, o diabetes tendo ocorrido provavelmente desde então. Como não havia sintomas claros, e a pressão arterial parecia ter ficado controlada, nunca mais procurara o médico. Assim, seu diabetes foi evoluindo sem controle adequado e causando complicações que Mário não percebeu. Um eletrocardiograma mostrou um infarto antigo e sinais de isquemia, e quando foi realizado cateterismo cardíaco, foi recomendada a cirurgia coronariana.

Hoje, Mário já está recuperado da cirurgia, faz dieta, controla a pressão e glicose no sangue regularmente, conforme combinado com sua médica, e, por saber que tem neuropatia e que devido a ela perdeu a percepção da dor nos pés, toma todos os cuidados necessários para evitar novas lesões. Além disso, como foi esclarecido sobre a necessidade de realizar exercícios aeróbicos para prevenir novos problemas no coração, faz os exercícios recomendados, que, no seu caso, não envolvem o uso exagerado dos pés. Mário utiliza seus pés para passear, mas cuida deles com muito carinho, diariamente. Solicita a ajuda da esposa ou filhos antes de lavá-los com água morna porque sabe que a água pode estar mais quente do que ele percebe. Também toma muito cuidado ao adquirir seus sapatos: solicita informações ao médico sobre o modelo a ser adquirido. Além disso, revisa diariamente se não existem objetos dentro dos calçados, porque sabe que os mesmos poderão machucá-lo, como ocorreu quando necessitou amputar parte do pé.

Mário percebeu que, no seu caso, o diabetes tinha sido diagnosticado tardiamente porque ele não conhecia o suficiente sobre o problema, não procurou recursos médicos e, por isso, quando percebeu, já apresentava complicações. Mesmo assim, tomando alguns cuidados, agora é capaz de levar uma vida que lhe proporciona muitas alegrias.

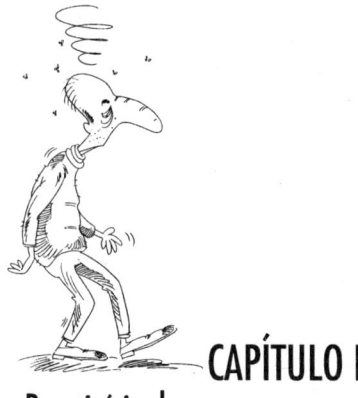

CAPÍTULO I
Para início de conversa, o que é diabetes?

❑ O **diabetes mellitus** é uma doença crônica que leva o indivíduo a apresentar um nível de glicose (açúcar) no sangue acima do normal. Em indivíduos normais, essa taxa é de aproximadamente 60 a 110 mg%, após jejum de 12 horas.

❑ Se não diagnosticado em tempo e adequadamente tratado, o diabetes é considerado como um anúncio precoce de uma futura doença cardiovascular.

❑ Quando os níveis de glicose no sangue estiverem acima de 110 mg/dl acontece **hiperglicemia,** e quando se apresentarem abaixo de 60 mg/dl, acontece **hipoglicemia**.

❑ Segundo a Organização Mundial de Saúde (OMS), o diabetes existe quando a taxa supera 126 mg% em jejum de 8 horas. Ou quando, a qualquer hora do dia, for superior a 200 mg%, acompanhada de sede, diminuição do peso e aumento do volume de urina. O diagnóstico de diabetes também é feito com elevações da glicemia acima do normal após ingestão de glicose, ou seja: valores maiores que 140 mg/dl obtidos 2 horas após a ingestão de 75g de glicose por uma pessoa adulta já caracterizam diabetes.

❑ Porém, segundo a American Heart Association, para prevenir a doença das coronárias já se deve combater elevações da glicose entre 110 e 126 mg% em jejum.

❑ A Organização Mundial da Saúde, OMS, por outro lado, também recomenda que a possibilidade de existência de diabetes seja avaliada com o teste de tolerância à glicose em pessoas com fatores considerados de risco. Veremos depois quais são estes fatores. (P. 80 e seguintes)

❑ **Insulina** — É produzida pelo pâncreas, um órgão localizado próximo ao estômago. É o hormônio responsável pela queima do açúcar no sangue. O organismo precisa dela para transformar o açúcar, as gorduras e as proteínas que ingerimos nos materiais que compõem o nosso organismo e na energia que utilizamos para todas as nossas atividades.

❑ A insulina tem a ação de quebrar as moléculas de

glicose, fazendo com que elas consigam penetrar nas células e fornecer combustível para todas as reações químicas e metabólicas, garantindo o funcionamento dos órgãos.

❑ Sem insulina a pessoa não sobrevive: emagrece, perde líquidos a ponto de ficar desidratada e, como fica em sua circulação com pouca água e muita glicose, entra em coma.

❑ A doença acontece quando o mecanismo de produção de insulina pára de funcionar ou apresenta defeitos, fazendo com que o organismo não consiga passar a glicose do sangue para as células dos músculos, do fígado e dos tecidos onde é armazenada.

Posso ser diabético sem saber?

❑ Há no Brasil aproximadamente seis milhões de diabéticos. Calcula-se que mais de um terço (dois a três milhões) não saiba que tem a doença.

❑ Geralmente os pacientes diabéticos procuram tratamento muito tarde, somente quando aparece uma das complicações.

❑ O número de diabéticos aumenta em torno de 8% por ano, principalmente devido ao aumento do número de idosos e de obesos no país.

Por que é importante conhecer esta doença?

O diabetes mal controlado pode causar inúmeras complicações. As mais comuns são:

- ☑ **Cegueira**
- ☑ **Insuficiência renal**
  (falência dos rins) (ver a seguir)
- ☑ **Aterosclerose**
  (obstrução das artérias cerebrais, do coração, dos rins e das pernas)
- ☑ **Infarto do miocárdio** (ver a seguir)
- ☑ **Isquemia cerebral**
  (falta de irrigação por obstrução de uma artéria do cérebro) (ver a seguir)
- ☑ **Amputação das extremidades**
  (dedos dos pés, pernas)
- ☑ **Vulnerabilidade a infecções**
- ☑ **Cicatrização difícil**

Você deve Conceitos que *conhecer*

Insuficiência: *É a diminuição ou falta da função de um órgão. Por exemplo: insuficiência renal pode iniciar lentamente indo até a parada dos rins e à necessidade de hemodiálise e transplante.*

Insuficiência cardíaca é a redução da ação do músculo do coração, que leva ao cansaço, falta de ar e outras conseqüências progressivamente mais críticas.

Isquemia: *É a falta de irrigação em qualquer órgão. Exemplo: isquemia no músculo do coração provoca dor de angina. Isquemia no cérebro provoca acidente vascular cerebral. Isquemia nos membros inferiores provoca dor nas pernas quando o indivíduo caminha e pode evoluir para o aparecimento de úlceras e necessidade de amputação dos pés.*

❑ À medida que o tempo passa, o excesso de açúcar no sangue acaba provocando a rigidez dos vasos sangüíneos, podendo causar doenças como infartos no coração e isquemias no cérebro e nos membros inferiores.

❑ A amputação, o problema mais temido pelos portadores de diabetes, é, na maiorias das vezes, resultado da *neuropatia periférica* (uma complicação da doença que atinge o sistema nervoso). Quando os nervos são afetados, gradativamente o doente vai perdendo a sensibilidade nos membros inferiores.

❑ A pessoa com diabetes torna-se mais suscetível a infecções provocadas por cortes ou machucados nos pés, pois, ao perder a sensibilidade no local, não verifica que o problema está em estágio avançado, pois não há dor.

❏ A cicatrização do diabético é lenta e complicada, o que agrava a situação das feridas e muitas vezes não deixa outra alternativa senão a amputação.

Você deve conhecer *Conceitos que*

Infarto: É a área de um órgão que morre ao perder a irrigação. Qualquer órgão (pulmão, cérebro, coração) pode apresentar infartos. O mais popular é o infarto do miocárdio, que ocorre no músculo do coração. A área morta é substituída por uma cicatriz sem função, pois aí já não existem células vivas do órgão.

Doença coronária: É o termo genérico para angina e infarto e significa a obstrução de artérias coronárias pela progressão da aterosclerose.

Neuropatia: Ocorre nos diabéticos, é a doença que afeta os nervos e pequenas terminações nervosas principalmente nos pés e mãos, alterando a sensibilidade: o resultado é que a pessoa sofre lesões e não percebe a gravidade porque não sente dor. Freqüentemente, o médico só é procurado quando há muito pouco a fazer, porque quem não sente dor não costuma procurar auxílio. Assim, as úlceras que ocorrem nos pés costumam ser graves e, como muitos tecidos são lesados, algumas vezes não há mais chances de cicatrização. Os nervos têm o importante papel de regular o fluxo através dos pequenos vasos do organismo. No diabético, a neuropatia altera esta função, favorecendo a ocorrência de arritmias e complicações mais graves, quando há isquemia e infarto no coração e conseqüente isquemia, má irrigação e finalmente a úlcera na pele ou o infarto no coração.

Quais são os principais sintomas?

- ☑ O indivíduo que tem diabetes freqüentemente não apresenta sintomas.

Quando os níveis de açúcar no sangue estão muito elevados, o indivíduo pode apresentar:

- ☑ Fome repentina ou em excesso
- ☑ Emagrecimento rápido
- ☑ Sede em excesso
- ☑ Necessidade de urinar freqüentemente
- ☑ Tremores e desmaios
- ☑ Vista embaçada
- ☑ Indisposição, cansaço, desânimo, sonolência ou fraqueza.

Mas há solução?

❏ Se o doente seguir o tratamento adequado, realizar monitoração da glicemia conforme solicitado pelo médico, tiver uma alimentação saudável, fizer exercícios, realizar *checkup* regularmente, controlar o peso e não fumar, o diabetes pode não causar problemas ao seu portador.

❏ A doença em si não é o maior perigo, mas a falta de cuidado que o doente tem com seu organismo. Ao ignorar certas regras ou desconhecer a doença, acaba pagando um preço alto.

❏ Por esses motivos, o diabético deve **estar sempre muito bem informado** a respeito da doença e de como o seu organismo reage aos medicamentos, alimentação e exercícios físicos.

Tipos e causas do diabetes

❏ Geralmente, o diabetes tem origem genética e, as vezes, também imunológica.

Há dois tipos de diabetes mais comuns:

Diabetes tipo 1
Acontece quando o pâncreas não produz insulina ou

a produz em quantidade muito pequena. As células não têm capacidade de receber a glicose, proteínas e gordura no sangue e passam a retirar energia da gordura que já havia sido armazenada previamente no organismo.

❏ No Brasil há, aproximadamente, 500.000, diabéticos deste tipo.

❏ São também chamados "diabéticos dependentes de insulina".

❏ **Quando ocorre?** Geralmente manifesta-se durante a infância ou a adolescência mas pode ter início em qualquer idade. Antigamente, era chamado de diabetes juvenil, e constitui 10% dos casos.

❏ **Causa** — Começa sem aviso. Há uma predisposição genética para que o sistema de imunidade do organismo passe a produzir anticorpos contra as células do pâncreas que produzem insulina, destruindo-as. Esta alteração geralmente é motivada por uma infecção viral, muitas vezes não reconhecida pelo próprio indivíduo.

❏ **O tratamento** obriga o paciente a usar insulina injetável, para que as células do seu organismo absorvam a glicose do sangue. Quem possui o diabetes do tipo 1 não pode tomar pílulas que provoquem diminuição do açúcar no sangue (chamados antidiabéticos orais). Para que caia o nível de açúcar no sangue há necessidade de insulina circulante. Por outro lado, pílulas que são vendidas como sendo de insulina não têm efeito porque, se o hormônio é ingerido, os ácidos produzidos pelo estômago o destroem. O hormônio, para entrar no organismo, deve ser injetado sob a pele ou ser absor-vido por uma mucosa.

❑ Hoje em dia, as injeções ainda são o único método de aplicação da insulina, mas em pouco tempo poderá ser usado o "*spray* nasal ou oral". Neste caso, a insulina é absorvida pelas mucosas, não é engolida e, portanto, não vai ao estômago (onde seria destruída).

Aos portadores de diabetes do tipo 1, o médico deverá prescrever:

● Uma determinada quantidade e tipo de insulina que fará com que as taxas de glicose no sangue baixem.
● **Exercícios** que, além de trazerem uma vida mais saudável, reduzem os níveis de glicose no sangue.
● **Alimentos** que possam evitar as altas acentuadas e repentinas da taxa de glicose no sangue. Cuidados devem ser tomados com a ingestão de doces, com o horário das refeições e, principalmente, com os períodos de jejum, pois pode-se ter períodos de hiper ou hipoglicemia, ambos igualmente perigosos. (Veja adiante pp. 72 e 75).

- **Monitorização** da glicemia no sangue: os horários destas determinações serão estabelecidos pelo próprio médico com o objetivo de prescrever os horários para as injeções de insulina mais adequadamente.

Diabetes tipo 2

Acontece quando o pâncreas produz insulina mas a quantidade é insuficiente para a quantidade de glicose presente no sangue ou quando há pouca sensibilidade do organismo à ação da insulina.

❏ São também chamados "diabéticos não-dependentes de insulina" ou "resistentes à insulina".

❏ Afeta cerca de 5,5 milhões de brasileiros.

❏ **Quando ocorre?** Tem início na vida adulta e caracteriza-se pela resistência do corpo à ação da insulina. Ou seja, há insulina, mas ela não é usada convenientemente pelo organismo.

❏ **Em quem ocorre?** Ocorre, geralmente, em obesos com mais de 40 anos com genética familiar. Pode também atingir não-obesos, mais raramente.

❏ **Como evolui?** Tem início gradual, com sintomas vagos, evoluindo para complicações neurológicas e vasculares, podendo levar à dependência da insulina.

❑ Quase metade dos pacientes não sabe que tem a doença.

❑ **Causas:** Está relacionada com a hereditariedade e ocorrência de obesidade e vida sedentária. Mesmo com genética familiar, pode-se passar a vida sem o aparecimento da doença.

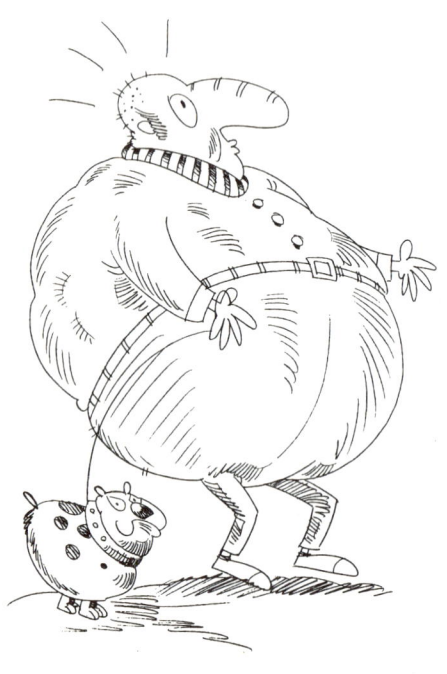

Há fatores bem conhecidos com os quais a doença está associada:

- ☑ Obesidade
- ☑ Idade acima de 45 anos
- ☑ Gravidez
- ☑ Stress (ver página seguinte)
- ☑ Uso de alguns medicamentos
- ☑ Vida sedentária
- ☑ Colesterol e triglicerídios elevados no sangue

❑ **Qual a solução?** O diabetes do tipo 2 pode ser controlado com exercícios, medicações e dietas. Obesos que apresentam diabetes do tipo 2 podem dispensar a medicação depois de emagrecer, seguir controle alimentar e fazer exercícios físicos com regularidade.

Para os portadores de diabetes do tipo 2, o médico provavelmente irá prescrever:

- Testar os níveis de açúcar no sangue regularmente (veja adiante).
- Evitar carboidratos de absorção rápida na alimentação (doces, bebidas alcoólicas, refrigerantes com açúcar).

- Exercícios regulares para consumir a glicose.
- Medicamentos chamados "hipoglicemiantes orais".
- Reduzir o peso.

Síndrome X

É a combinação de pressão arterial elevada, dislipidemia (aumento das gorduras no sangue), obesidade central (principalmente abdômen e tórax) e intolerância à glicose. Trata-se de um indicador para problemas cardíacos.

Em torno de 75% das pessoas com diabetes apresentam ou apresentaram a Síndrome X.

Você deve conhecer Conceitos que

Stress: *É uma forma de funcionamento do ser humano. Nós dispomos de um sistema adrenérgico (que funciona com base na produção de adrenalina e outros hormônios). Pois este sistema acelera ou desacelera nossa vida de acordo com as necessidades externas. Ao sermos ameaçados de atropelamento, por exemplo, é o sistema adrenérgico que nos faz reagir e saltar para fora da rua.*

Há um stress positivo, que todos necessitamos, e um negativo, que corresponde ao excesso de tensão, de emoção e adrenalina de forma contínua. Nosso organismo reage de várias formas ao stress negativo. Uma delas é subindo a glicose no sangue e facilitando o início do diabetes.

Aterosclerose: É a obstrução progressiva das artérias causada pelos fatores de risco (diabetes, hipertensão, stress, fumo, sedentarismo, genética, colesterol elevado e, principalmente, diabetes). Ocorre por reações na parede das artérias, principalmente em suas bifurcações, com o depósito de gorduras na superfície interna do vaso, que pode ocluir agudamente pela formação de um coágulo no local.

Endotélio: É a camada superficial de células que, como um tapete, reveste as artérias por dentro. O sangue corre sobre estas células, que são muito ativas, evitando a coagulação e absorvendo gorduras da circulação.

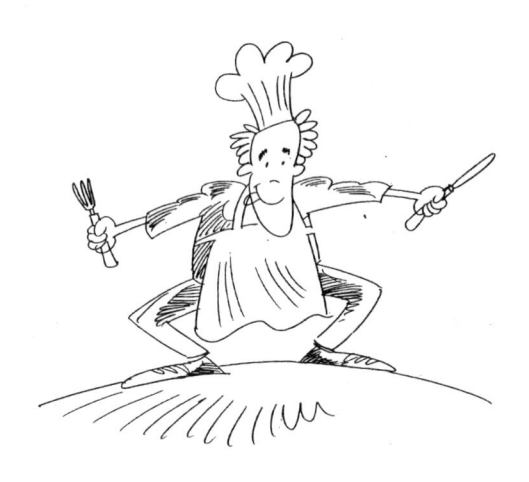

CAPÍTULO II
Os diabéticos também comem

Qual é a alimentação correta para os diabéticos?

❑ Antes de mais nada, é preciso saber que o diabetes impede o aproveitamento dos alimentos pelas células do organismo.

❑ Para uma vida saudável, o diabético deve evitar ingerir açúcar e gorduras na alimentação, diminuindo assim as quantidades dos alimentos que elevam os níveis de glicose no sangue.

❑ Alimentar-se adequadamente não significa abdicar para sempre das guloseimas.

❑ O mercado conta com uma grande diversidade de produtos dietéticos que, hoje em dia, possuem sabor bastante similar aos alimentos comuns e não aumentam a glicose no sangue.

❑ De qualquer forma, isso não quer dizer que o paciente precise necessariamente comer apenas comidas dietéticas.

❑ O fundamental é ingerir todos os nutrientes básicos necessários ao bom funcionamento do organismo e manter a glicose no sangue próxima dos níveis normais.

❑ Os diabéticos devem, a princípio, comer os mesmos alimentos que são recomendados para as pessoas que não tem diabetes e desejam ter uma vida saudável, respeitando também quantidades, proporções e horários.

Fatos sobre a glicose (açúcar)

É a principal fonte de energia do corpo.
Quando em excesso, a glicose é armazenada no fígado com a ajuda da insulina.
A glicose no fígado é convertida em glicogênio.

Conheça melhor os alimentos

❏ **Proteínas:** São as substâncias responsáveis pela formação e construção dos músculos, ossos e sangue. Elas são fundamentais para a formação de células, hormônios e enzimas, além de auxiliar no crescimento e no desenvolvimento do organismo e renovar os tecidos.

☑ Um grama de proteína fornece 4 calorias.

☑ Uma dieta ideal para grande parte dos indivíduos é aquela em que 10 a 20% das calorias diárias são provenientes das proteínas. Se a pessoa possuir alguma doença dos rins, o médico poderá reduzir essa taxa para 10%.

☑ Exemplos de alimentos que apresentam proteínas: carnes, aves, peixes, ovos, leite e derivados; grãos, como feijão, lentilhas, ervilhas, grão-de-bico e soja.

❏ **Carboidratos:** São as substâncias que fornecem energia para que o organismo possa se manter em funcionamento e exercer todas as atividades diárias.

☑ Um grama de carboidrato fornece 4 calorias.

☑ A grande maioria das calorias diárias consumidas vem dos carboidratos, ou seja, das frutas, dos vegetais, dos grãos, das massas e dos doces.

☑ O tipo de carboidrato menos aconselhável para o consumo é o açúcar, visto que apresenta poucos nutrientes e altos níveis calóricos, fazendo subir as taxas de glicose no sangue.

☑ O melhor é a ingestão de vegetais, massas e frutas que são constituídos de carboidratos mais complexos, menos calóricos e que interferem menos nos níveis de glicose no sangue.

☑ Exemplos de carboidratos: arroz, milho, batata, mandioca, farinhas, pães, bolos, doces, bolachas e biscoitos, macarrão, entre outros.

❏ **Gorduras:** Também são as substâncias que fornecem energia ao organismo. Auxiliam no transporte e utilização das vitaminas A, D, E e K.

☑ Um grama de gordura fornece 9 calorias.

☑ O ideal é que as gorduras correspondam a, no máximo, 30% das calorias diárias.
Dessas, até 10% podem ser saturadas
(que se solidificam em temperatura ambiente),
e mais de 10% devem ser poliinsaturadas
(como as gorduras de peixes, por exemplo).

☑ O colesterol (gorduras de ovos, derivados de leite e carne vermelha, por exemplo) não deve ultrapassar a 300 miligramas diários, o que corresponde à ingestão diária de uma gema de ovo.

☑ Uma característica típica dos diabéticos é a propensão de consumir muita gordura.

☑ Por isso, é necessária a redução da ingestão de gorduras saturadas e colesterol para evitar os problemas cardíacos, já que os diabéticos têm maior propensão a esses males.

☑ Exemplos de alimentos ricos em gorduras saturadas: manteiga, creme de leite, carnes vermelhas embutidos.

❑ **Vitaminas e sais minerais:** São as substâncias que auxiliam no bom funcionamento do organismo, devido às suas funções reguladoras.

☑ Não fornecem calorias.

☑ São protetores da pele, da visão, dos dentes, dos ossos, e aumentam a resistência do organismo contra infecções.

☑ Exemplos de alimentos ricos em vitaminas e sais minerais: frutas e verduras.

☑ Pela alimentação variada, usualmente ingerimos todas as vitaminas que necessitamos.

❑ **Fibras:** São as substâncias constituídas de carboidratos complexos que ajudam o bom funcionamento do intestino. Auxiliam no controle do colesterol e do diabetes.

☑ Exemplos de alimentos ricos em fibras: frutas, verduras, feijão e cereais integrais.

❏ **Água:** É essencial para a manutenção da vida, pois hidrata o organismo e transporta os nutrientes. Um adulto precisa tomar de um a dois litros de água diariamente. No verão, a quantidade ingerida deve ser maior.

Monte o seu cardápio

Algumas regras são fundamentais para elaborar uma dieta:

1) **Inclua alimentos que você goste**
2) **Leve em conta suas atividades diárias e sua agenda**
3) **Seja flexível**
4) **Mantenha seus níveis de glicose dentro do normal**
5) **Mantenha seu peso**
6) **Previna doenças associadas ao diabetes, como pressão alta e câncer, ingerindo menos sal e gorduras**
7) **Importante: coma um pouco de tudo e não tudo de um pouco**

Uma dieta para diabéticos exige planejamento. A melhor opção é organizar um cardápio com base na famosa pirâmide alimentar:

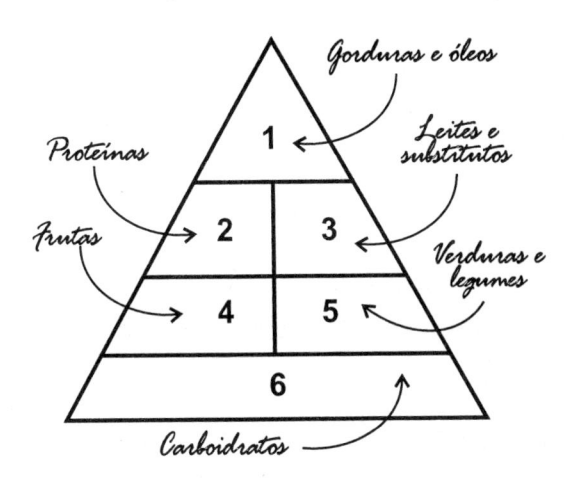

```
        /\
       /  \  Gorduras e óleos
      / 1  \
     /──────\  Leites e
Proteínas   substitutos
    /  2  3  \
Frutas       Verduras e
   /  4   5   \  legumes
  /─────6─────\
 /─────────────\
    Carboidratos
```

1. Gorduras, óleos e açúcares simples: O consumo desse grupo de alimentos deve ser feito **raramente**. Como as gorduras presentes em determinados alimentos é muito difícil de ser separada ou retirada, é aconselhável que se use nas dietas o mínimo do grupo localizado no topo da pirâmide. Ao utilizá-lo, o melhor é dar preferência para o azeite de oliva, óleo de milho, girassol, soja ou canola, margarina light, halvarina. **Não usar** manteiga, banha, creme de leite, frituras e maionese.

2. Proteínas: O ideal é comer com moderação as carnes vermelhas, aves em geral, peixes, frangos, ovos e grãos secos. Esse grupo de alimentos fornece, além de proteínas, vitamina B, ferro e zinco. Para reduzir as gorduras da alimentação, é bom que se retire toda a gordura das carnes, dando preferência para as carnes magras, de preferência brancas, aves sem pele, peixes de água salgada, feijões e leguminosas. Evitar molhos, preferir grelhados. Consumir de 2 a 3 porções diárias (1 porção = 90g de carne magra/ 4 colheres de sopa de carne moída/ 2 coxas médias ou meio peito médio de frango/ 1 posta média ou 1 filé médio de peixe).

3. Leites e substitutos: São boas fontes de proteínas, vitaminas e minerais. Além disso, são as melhores fontes de cálcio. Devem ser consumidos com moderação por apresentarem altos índices de proteína e gordura. Para uma vida mais saudável, o diabético deve adotar alimentos light, optando por leites desnatados, iogurte com menos gordura e os queijos magros (brancos tipo queijo-de-minas). Consumir de 2 a 3 porções diárias (1 porção = meio copo de leite/ 1 iogurte desnatado/ 1 fatia de queijo-de-minas).

4. Frutas: São excelentes fontes de vitaminas A e C, ácido fólico e potássio. Quando são consumidas com casca ou bagaço, fornecem alto teor de fibras. Os sucos naturais não são indicados aos diabéticos e às pessoas que estão preocupadas em não ganhar peso, pois possuem grande quantidade de frutose. Além disso, quando se ingere o suco ao invés da própria fruta, consome-se muitas frutas e ingere-se, conseqüentemente, muitas calorias; outra desvantagem do suco é que se deixa de ingerir as fibras contidas nas frutas. Não se deve esquecer que as frutas têm diferentes valores calóricos, algumas com níveis bem altos, como a manga e o abacate. Consumir de 2 a 4 porções diárias (1 porção = 1 fruta pequena/ 1 fatia pequena).

5. Verduras e legumes: Esse grupo de alimentos tem baixo teor de gordura, além de ser uma boa fonte de vitaminas, minerais e fibras. As saladas de folhas cruas podem ser incluídas em todas as refeições. Os vegetais de folhas cruas, o tomate e o pepino podem ser consumidos em boas quantidades, visto que, além de terem baixas taxas de calorias, possuem muitas fibras, que ajudam no funcionamento do aparelho digestivo. Consumir de 3 a 5 porções diárias.

6. Carboidratos: Fornecem a maior parte das calorias diárias e são fontes de fibras e minerais. Podem ser consumidos em maior quantidade do que os outros grupos alimentares. São principalmente constituídos pelos pães, cereais, arroz e massas. Consumir de 6 a 11 porções diárias (1 porção = meio pão francês/ 1 fatia de pão de fôrma integral/ 2 bolachas/ 1 batata média/ meia xícara de chá de cereal/ meia xícara de chá de arroz cozido).

O que é importante o diabético saber sobre sua alimentação

❏ A alimentação deve ser feita em horários regulares, com quantidade (4 a 6 refeições por dia é o ideal) e qualidade adequadas.

❏ As pessoas com diabetes que usam insulina na forma de injeções ou alguns tipos de hipoglicemiantes orais (sulfoniluréias) não devem ficar mais de 3 horas sem comer e beber. São recomendadas 6 refeições ao dia, as quais correspondem a três refeições completas e três lanches.

❏ Fique atento ao seguir uma dieta alimentar. Ela deve obedecer sempre à orientação de um especialista.

❏ As necessidades de cada indivíduo podem ser modificadas conforme as alterações no tratamento ou conforme as variações das atividades do diabético.

❏ O principal objetivo da orientação nutricional é auxiliá-lo a fazer mudanças em seus hábitos alimentares.

❏ Para isso, você deve saber o que deve e o que não deve, quando e como comer.

❏ É preciso ser constante nas quantidades ingeridas

por dia, assim como nas distribuições de refeições e horários.

Antes de mais nada, você deve saber quais alimentos são e quais não são aconselháveis para a dieta de um diabético

❑ **Sal:** Deve ser usado com muita moderação devido ao risco de hipertensão. O diabético precisa estar atento para os alimentos industrializados, principalmente os embutidos (salames, etc.), pois estes, geralmente, além de conterem muito sal, contêm muita gordura e muitas calorias. É importante saber que um grama de sal corresponde a uma colher de cafezinho, ou a uma tampa de caneta "bic". O excesso de sódio pode, em algumas pessoas, contribuir para a elevação da pressão arterial. Três a quatro gramas por dia são suficientes. Devido ao alto conteúdo de sal e gorduras, os embutidos não são aconselhados para consumo diário tanto pelas pessoas com diabetes como por todos.

❑ **Gorduras e doces:** Estes devem ser consumidos em ocasiões isoladas, sempre sob a orientação do médico e do nutricionista. Por possuirem altas taxas de gordura, colesterol e calorias, esses alimentos acumulam no corpo substâncias menos saudáveis. É melhor optar por doces *diet*, sempre que possível.

❑ **Refrigerantes, bebidas com álcool, sorvetes, doces não-dietéticos etc.:** Os refrigerantes, cervejas e chopes devem ser substituídos por líquidos não-calóricos como água mineral, chás gelados, mates e refrigerantes *diet*. Doces como chocolates, sorvetes e geléias devem ser consumidos só sob orientação médica. O ideal é que sejam sempre evitados.

❑ **Produtos dietéticos:** A maioria deles não deve ser utilizada livremente, já que possuem calorias. O importante é não confundir *diet* (com menos calorias e sem açúcar) com *light* (com baixas calorias, podendo ou não conter açúcar). Deve-se ler atentamente o rótulo dos produtos dietéticos antes de consumi-los.

Você deve conhecer Conceitos que

Afinal, qual é a diferença entre os alimentos *diet* e *light*

Diet — *São alimentos que não apresentam açúcar em sua composição. Mesmo que alguns deles tenham altos valores calóricos, estes são os mais recomendados para os diabéticos.*

Light — *São produtos com redução calórica. Somente os produtos light que não contenham açúcar podem ser consumidos pelos diabéticos.*

❑ **Adoçantes artificiais:** Os diabéticos devem optar pelos adoçantes à base de aspartame, sacarina, ciclamatos, estévia, sucralose e acesulfame k. Vale lembrar que o aspartame perde o poder de adoçar se for ao fogo*. Os adoçantes artificiais calóricos, como o sorbitol e a frutose, podem ser usados com moderação.

Muitos deles contem calorias. Observe o rótulo.

Saiba mais sobre os adoçantes

☑ **Naturais:** sacarose (extraído da cana-de-açúcar), frutose, estévia e sorbitol.

☑ **Artificiais:** sacarina, ciclamato, aspartame, acesulfame e sucralose.

☑ **Estévia:** pode ser associada a outros adoçantes e adoça 300 vezes mais do que o açúcar.

☑ **Sorbitol:** substância natural presente em algumas frutas. Também pode ser obtido industrialmente do açúcar do milho.

☑ **Sucralose:** criada a partir do açúcar. Não tem gosto residual e suporta altas temperaturas. Ideal para substituir o açúcar em sobremesas e doces.

☑ **Frutose:** é encontrada nas frutas e no mel. Transforma-se em glicose no organismo; portanto, não é recomendada para diabéticos.

☑ **Ciclamato:** é 40 vezes mais doce do que o açúcar. É substância não-calórica descoberta em 1937. Em 1970, foi proibida sob suspeita de causar câncer. A *Federal Drug and Food Administration* reconheceu o equívoco em 1989.

☑ **Acesulfame k:** sal de potássio não-metabolizado pelo organismo. Adoça 200 vezes mais do que a sacarose.

☑ **Sacarina:** adoça de 300 a 700 vezes mais do que a sacarose. Tem gosto residual que pode ser reduzido quando combinado a outros adoçantes.

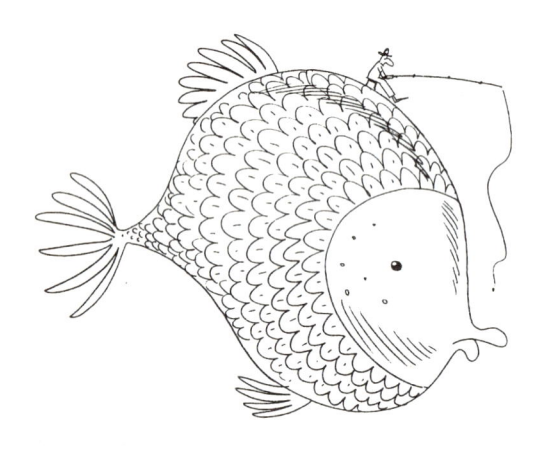

☑ **Aspartame:** Tem o poder adoçante 200 vezes maior do que a sacarose. Contém fenilanina. Cada grama possui 4 calorias.

Os diabéticos e as gorduras
Dicas para o diabético ter uma dieta saudável

☑ Prefira peixes.
☑ Retire toda a gordura da carne de gado e a pele das carnes de ave.
☑ Substitua as frituras por assados e cozidos.
☑ Troque os molhos de maionese e creme de leite por iogurte desnatado e vinagrete.
☑ Use óleo no lugar de banha.
☑ Troque o leite integral pelo desnatado ou semidesnatado.
☑ Use margarina light ou halvarinas no lugar da manteiga.
☑ Substitua os queijos gordurosos pelos brancos, tipo queijo-de-minas.
☑ Limite o número de ovos a três por semana.

Gorduras saudáveis, ou nem tanto

Gorduras saturadas (evitar)
Manteiga - Toicinho - Carnes gordas - Chocolate - Óleo de coco - Queijos cremosos - Bacon - Salames e embutidos.

Gorduras poliinsaturadas (mais saudáveis)
Óleo de milho - Óleo de algodão - Óleo de girassol - Óleo de soja - Margarinas - Peixes.

Gorduras monoinsaturadas (as melhores)
Óleo de oliva - Óleo de canola - Abacate - Amêndoas - Castanhas - Amendoim - Pistache.

Como reduzir a gordura das carnes

- ☑ Evitar frituras; fazer grelhados ou ferver na água ou no vapor.

- ☑ Remover peles e gorduras visíveis.

- ☑ Congelar caldos, molhos e retirar a gordura sobrenadante.

- ☑ Comprar só carnes magras.

- ☑ O melhor recurso é usar gorduras insaturadas e evitar as saturadas.

Os diabéticos podem ingerir bebidas alcoólicas?

❏ O ideal é que o diabético consuma o menos possível bebidas alcoólicas.

❏ Ao beber de estômago vazio, pode haver redução súbita nas taxas de açúcar sangüíneas, seguida de mal-estar e desmaio.

❏ A cerveja tende a aumentar as taxas de açúcar mais que vinho e destilados.

❏ Quem toma hipoglicemiantes orais pode ter reação grave. Quem apresenta esse problema e bebe freqüentemente deve conversar com seu médico.

❏ O diabético pode entrar em coma hipoglicêmico com a ingestão em jejum de bebidas alcoólicas, pois isso pode baixar a taxa de açúcar no sangue.

❏ Os sinais de hipoglicemia são semelhantes aos efeitos inebriantes do álcool. Portanto, cuidado!

❏ É melhor observar no rótulo as calorias do líquido, já que estas devem ser reduzidas na hora de se programar a dieta.

❏ Não esqueça: beba sempre moderadamente e na hora certa, ou seja, após ingerir alimentos e ter a glicose sob controle (somente em ocasiões especiais).

Quais são os cuidados básicos que um diabético deve ter ao fazer regime de emagrecimento?

❑ Jamais começar uma dieta de emagrecimento sem orientação médica.

❑ Os pacientes diabéticos podem ter hipoglicemias (baixa da glicose no sangue), se estiverem tomando comprimidos hipoglicemiantes ou insulina.

❑ À medida que baixa o peso, pode haver necessidade de diminuir as doses de insulina ou os comprimidos de hipoglicemiante oral. Isso deverá ser feito com orientação médica.

❑ Se você voltar ao peso anterior, precisará retornar às doses de medicamentos do início do tratamento, ou acrescentar novos medicamentos. A pessoa com diabetes, à medida que o tempo passa, tende a necessitar de doses maiores dos medicamentos e, após, a necessitar de combinação de remédios para controlar sua glicose. Por fim, à medida que o tempo passa, é previsto que a maioria das pessoas necessitarará receber tratamento com insulina, cujas doses também vão aumentando. Devido a isso, o acompanhamento por médico que conheça essas necessidades é fundamental para evitar complicações.

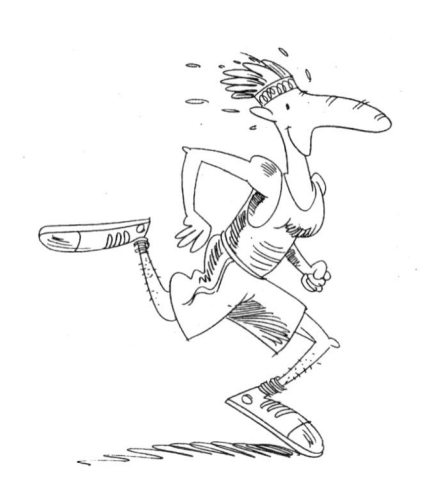

CAPÍTULO III
Os diabéticos também se exercitam

❏ O exercício físico regular é **especialmente recomendado** para a pessoa com diabetes, pois ajuda a manter o controle da doença, estabilizando as taxas de glicose no sangue.

❏ Quando a pessoa se exercita, intensifica-se a entrada de algumas substâncias, tais como o oxigênio e a glicose do sangue para dentro das células.

❏ Mas, para que isso ocorra, se faz necessária a presença da **insulina** no sangue.

❏ Ou seja, com a realização de atividades físicas, a entrada da glicose nas células torna-se mais fácil, e conseqüentemente é necessária uma menor quantidade de insulina.

❏ Isso ocorre porque, durante os exercícios, as células ficam mais sensíveis à insulina, facilitando o consumo da glicose.

❏ Essa baixa do nível de glicose leva o organismo a funcionar melhor como um todo, tornando mais fácil a absorção dos alimentos e aumentando a eficiência da insulina.

❏ Além disso, **o exercício físico ajuda a manter o condicionamento físico ou a emagrecer, se necessário.**

❏ Ao realizar uma atividade física regular, os vasos sangüíneos se dilatam, o que facilita a chegada do sangue nas células musculares. Os movimentos respiratórios tornam-se mais freqüentes e profundos, levando o oxigênio para o corpo. E o coração bate mais depressa e com mais intensidade, bombeando mais sangue por minuto.

❏ **Melhorando o condicionamento físico, a pessoa passa a ter mais disposição para realizar as tarefas do dia-a-dia.**

O que o exercício faz por você

- ☑ Facilita o controle do peso.
- ☑ Reduz as doses de insulina.
- ☑ Aumenta a disposição para as atividades diárias.
- ☑ Reduz o risco de aterosclerose e suas complicações.
- ☑ Baixa os níveis de glicose no sangue.
- ☑ Aumenta a sensibilidade à insulina.
- ☑ Diminui os triglicerídios.
- ☑ Aumenta o colesterol bom (HDL).
- ☑ Melhora a hipertensão leve e moderada.
- ☑ Queima calorias.
- ☑ Melhora o desempenho do sistema cardiovascular.
- ☑ Aumenta a resistência física e a flexibilidade.

Como começar

❏ Em primeiro lugar, faça com seu médico um *checkup*, principalmente para identificar doença silenciosa das coronárias ou hipertensão arterial (ver p. 54).

> ### *Checkup* dos diabéticos deve incluir:
>
> ☑ Verificar pressão arterial.
> ☑ Verificar gorduras no sangue (colesterol, HDL).
> ☑ Verificar condições dos pés.
> ☑ Testar o coração com um eletrocardiograma de esforço (acima de 35 anos).
> ☑ Realizar revisão oftalmológica.
> ☑ Verificar níveis de glicose e de hemoglobina glicosilada.
> ☑ Estabelecer o programa de exercícios.

❑ Discuta com o médico qual a atividade que mais se adapta ao seu caso.

❑ Mas, principalmente, aprenda a sentir seu corpo. Você não deve ter cansaço, falta de ar ou dor durante o exercício.

❑ Você deve poder conseguir conversar enquanto se exercita. Se não conseguir é porque está exagerando na intensidade.

Perguntas mais freqüentes sobre o exercício

❑ **Qual a freqüência do exercício?**
Melhor que seja diário, apesar de que a maior parte das pessoas se exercita em dias alternados, pelo menos três vezes por semana.

❑ **Qual o horário do dia?**
Geralmente ao final da tarde. Mas quem prefere a manhã deve certificar-se que tem sua pressão arterial dentro dos limites normais.

❑ **Quanto tempo de exercício em cada sessão?**
De 30 a 45 minutos — 10 minutos de aquecimento e 20-30 de exercício aeróbico — seguidos de 5 a 10 minutos de desaquecimento e alongamentos.

❑ **Qual a intensidade do exercício?**
Siga a regra: se você não consegue conversar por estar muito ofegante durante o exercício, já está exagerando.

❑ **Qual o nível de glicose desejado durante o exercício?**
Para conhecer-se melhor, faça uma medida de glicose antes, durante e depois do exercício. Evite o exercício se a medida for acima de 300 mg/dl, ou menor que 100 mg/dl.

Dicas importantes

❏ Não faça exercícios em jejum. Faça um lanche antes de iniciar os exercícios.

❏ Leve consigo alimentos que aumentam a glicemia e a mantêm alta por algumas horas para tratar a hipoglicemia, se ela ocorrer. Por exemplo: uma barra de cereal contendo açúcar.

❏ Pare o exercício imediatamente se tiver tontura.

❏ Injete a insulina longe dos músculos que são mais exercitados durante o exercício.

❏ Proteja seus pés com calçados macios.

❏ Observe cuidadosamente seus pés antes e após exercitar-se, à procura de alguma lesão.

❏ Tome líquidos antes, durante e após o exercício.

❏ Procure exercitar-se sempre no mesmo horário.

❏ Se já tiver complicações de visão, o exercício deve ser adequado à situação. A esteira rolante é um bom mecanismo nesta situação.

❏ Todas as precauções com o exercício em pessoas com diabetes devem também ser tomadas antes das relações sexuais.

❏ Se a sessão de exercícios se prolongar por mais de

uma hora é recomendado um intervalo para fazer um lanche leve (quatro bolachas salgadas, uma fruta ou um copo de leite).

❏ Evite ultrapassar o número de batimentos cardíacos determinados para a sua idade.

❏ Calcule sua freqüência cardíaca ideal ao exercício: FC = 220 - idade x 0,7
Por exemplo: indivíduo com 53 anos de idade.
220 - 53 = 167 x 0,7 = 116,9*

Estes valores não são reais se você usa medicamentos que interferem na freqüência do coração.

❏ Meça sua pressão arterial durante o exercício.

❏ Não tenha medo. Prepare-se com cuidado e depois pratique seus exercícios com segurança.

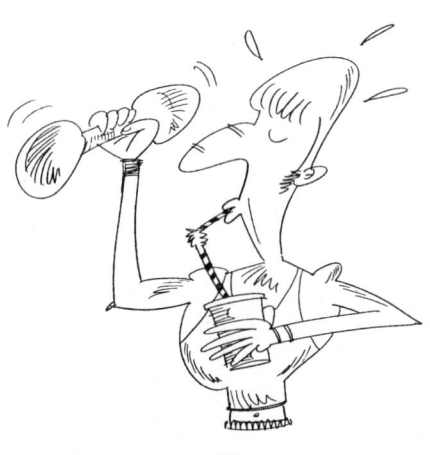

Mas que tipo de exercícios?

❏ Evite exercícios anaeróbicos como levantamento de peso, exercícios de barra ou "elevações" (*push ups*). Estes exercícios não usam a glicose como combustível e podem elevá-la no sangue.

❏ Use sempre exercícios aeróbicos. Caminhar, alongar-se, jogar tênis etc.

❏ Defina seu exercício, de preferência com seu médico.

❏ Evite esportes que podem causar lesões de pele ou musculares, principalmente nos pés.

Fases do exercício

1. Aquecimento

❏ Sempre se aquecer antes.

❏ Após movimentação lenta dos músculos, faça alongamentos. Não se alongue com os músculos frios.

❏ Por exemplo: caminhe de 5 a 10 minutos, pare e alongue-se. Depois retome a caminhada até atingir a fase aeróbica, de maior intensidade.

2. Fase aeróbica

❏ É o período de treinamento em que o seu coração

atinge a freqüência programada (ou acima). Deve durar 20 a 30 minutos.

3. Desaquecimento

❑ Nunca pare o exercício abruptamente.

❑ Caminhe lentamente. Relaxe com movimentos suaves por alguns minutos.

❑ A freqüência cardíaca deve voltar ao normal em seguida.

❑ Alongue-se.

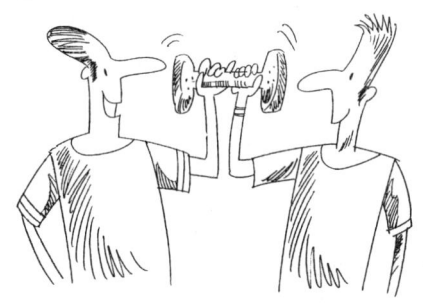

Regras de segurança para o exercício em diabéticos

❑ Conheça a sua glicemia antes, durante e após o seu exercício.

❑ Leve consigo alimentos com carboidratos de ação rápida associados a carboidratos de absorção mais lenta (barras de cereais).

- ❑ Procure exercitar-se sempre com um amigo, para o caso de precisar de ajuda.

- ❑ Faça aquecimento e desaquecimento sempre.

- ❑ Leve uma placa no pescoço dizendo que é portador de diabetes.

- ❑ Não esqueça de beber líquidos.

- ❑ Se for exercitar-se na rua, leve um celular, e diga antes de sair qual será o seu roteiro.

> ☑ Cheque a sua glicose sangüínea antes do exercício. Se a glicose estiver menos do que 100 mg/dl, coma pelo menos 15g de carboidratos. Só se exercite se a glicemia estiver entre 100 mg/dl e 300mg/dl.

Como manter-se motivado

- ❑ Faça do exercício um compromisso agendado como os demais.

- ❑ Varie seus exercícios, para fugir da rotina.

❏ Consiga um companheiro de exercícios.

❏ Estabeleça objetivos realistas.

Cuidado!
Seus pés podem ser o ponto fraco

❏ Observe seus pés diariamente. Procure sinais de irritação, vermelhidão, calos, bolhas ou unhas encravadas.

❏ Use sapatos flexíveis e macios. Quando iniciar o uso de sapatos novos, verifique sinais de irritação e vermelhidão a cada 2 horas, especialmente se houver risco de ulceração neuropática, definido pelo médico.

❏ Meias de lã, acolchoadas, são úteis para evitar lesões nos pés.

Seja moderado, mas persistente!
(Caminhada/ corrida/ levantamento de peso/ ioga/ dança)

❏ Caminhar é o melhor exercício, pois não exige time, parceria, equipamentos, a não ser um bom par de tênis.

❏ Inicie devagar por 5 a 10 minutos, depois intensifique sua velocidade e o tempo de exercício.

❏ Correr em curtos períodos em meio a caminhada pode ser útil para melhorar seu condicionamento.

❏ Evite correr sobre o concreto. Prefira terra ou solo macio.

❏ A esteira faz efeito semelhante, mas são preferíveis as que têm proteção contra o impacto.

❏ O objetivo é sempre evitar lesar as articulações, principalmente joelhos e quadril.

❏ Levantar pesos pode ser um bom mecanismo para melhorar a força muscular e evitar fraturas, principalmente nas idades mais avançadas.

❏ Levante pesos leves (1 a 3 kg) de 12 a 15 vezes, depois descanse alguns minutos. Repita 3 vezes este procedimento.

❑ Sempre intercale exercícios aeróbicos, como caminhar, correr, pular corda, antes e durante o levantamento de pesos.

❑ Respire confortavelmente ao levantar pesos. Não tranque a respiração. Inspire ao baixar o peso e expire ao levantá-lo.

❑ Faça intervalo de um dia entre duas sessões de levantamento de peso.

❑ Ioga e dança são exercícios que mantêm e estimulam a flexibilidade.

❑ São especialmente indicados para indivíduos com mais de 65 anos, podendo, no entanto, ser praticados toda a vida.

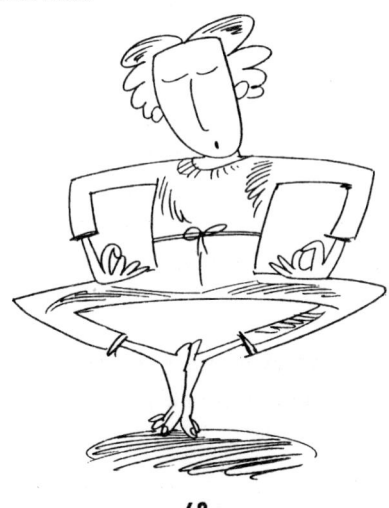

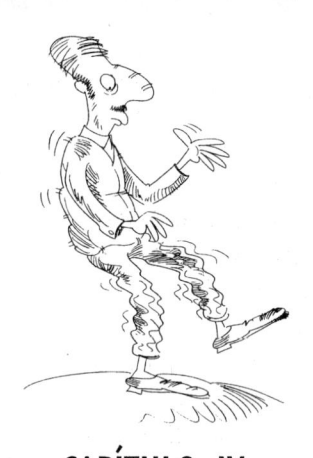

CAPÍTULO IV
Hiperglicemia ou hipoglicemia, como controlar?

Por que é tão importante o controle da taxa de glicose no sangue?

❑ Segundo resultados de pesquisas realizadas nos Estados Unidos, em 1993, o controle dos níveis de glicose no sangue reduz a freqüência e a gravidade das complicações causadas pelo diabetes, tanto nas pessoas com diabetes tipo 1 como naquelas com tipo 2.

❑ Essas complicações crônicas podem levar a graves problemas de saúde, inclusive com risco de vida.

❑ Para que isso não aconteça, uma dica é jamais tentar agir como se fosse o seu próprio médico. Essa atitude pode trazer graves problemas.

❑ O indicado para o diabético é consultar o médico duas vezes por ano, mesmo quando não se apresentar nenhum problema aparente.

❑ É indispensável conversar com o profissional a fim de que ele prepare um tratamento para manter as taxas de glicemia e de hemoglobina glicosilada mais próximas possível do normal.

❑ Uma das maneiras de controlar as taxas de glicose é através de antidiabéticos orais.

❑ No diabetes do tipo 2, quando descoberto no início, pode-se fazer o monitoramento dos níveis de glicose no sangue através do controle da alimentação e da obesidade, além de tratar a hipertensão, o estresse e o fumo.

❑ Mas existem situações em que, mesmo tomando todas as precauções para manter a glicemia em níveis normais, ela pode aumentar ou baixar. Isso pode causar graves transtornos ao diabético, inclusive levar a doenças crônicas.

❑ É preciso tomar cuidado e saber detectar os sintomas de hiperglicemia e hipoglicemia.

❑ Verifique na tabela da p. 68 os limites da glicemia.

Controle dos níveis de açúcar no sangue

Quantas vezes?

☑ O número de testes é variável de acordo com a necessidade de cada paciente.

☑ Há os que necessitam de 3 a 5 medidas por dia. Outros não medem todos os dias.

Quando medir?

☑ Sempre que um sintoma novo ocorrer.

☑ Quando você suspeita que seus níveis de glicose estão baixos.

☑ Antes, durante ou depois de exercícios.

☑ Antes das refeições, quando você ainda não controla bem suas reações à ingestão de alimentos e quantas horas eles mantêm sua glicose elevada.

☑ Antes de dormir.

Medidas ideais de glicose no sangue

☑ Antes das refeições:
Não-diabéticos => menos que 115 mg%
Diabéticos => 80-120 mg%

☑ Antes de dormir:
Não-diabéticos => menos que 120 mg%
Diabéticos => 100-140 mg%

☑ Duas horas depois das refeições:
Não-diabéticos =>120 mg%
Diabéticos => 140 mg%

☑ Níveis aceitáveis para o transcorrer do dia, sem jejum: de 70 a 200 mg%

❏ **Registre seus níveis de glicose** e os horários em relação às refeições. É a forma mais fácil de você aprender.

Exemplo de tabela

Data	Café da manhã	Almoço	Janta	Ao deitar	3h

Controlando a glico-hemoglobina ou hemoglobina glicosilada

☑ Reflete a glicose presa à hemoglobina nos últimos 120 dias (tempo de vida médio da hemácia). Este teste deve ser feito a cada seis meses.

☑ Índice de hemoglobina glicosilada de 6% indica níveis de glicose de 120 mg%. Até 6,4% é aceitável. Acima de 8%, já indica níveis médios de glicose acima de 180 mg% como média nos últimos 90 dias.

Como saber o nível de açúcar no sangue medindo a glicose na urina

❏ Esvazie a bexiga e espere de 10 a 15 minutos.

❏ Urine novamente e meça com uma fita (Glicofita, Keto-Diastix, Diastix ou outra), na borda de recipiente limpo.

❏ Verifique a glicosúria na segunda urina porque o líquido pode estar acumulado na bexiga há várias horas e, dessa forma, não mostrará a taxa de açúcar daquele momento.

❏ Só aparece açúcar na urina quando a glicemia for maior que 180 mg%. A fita transforma a sua cor de acordo com a quantidade de glicose, o que pode ser comparado com o padrão.

❑ A glicofita dá uma idéia de glicemia, quando a glicose estiver acima de 180mg/%. Ou seja, quando aparece glicose na urina, a glicose no sangue já deve estar muito acima do recomendado. Por isso, a glicofita não serve para o controle preciso do diabetes.

Hemoglicosímetros

❑ São aparelhos utilizados para medir a glicose no sangue. Há dois tipos: um que detecta variações de cor causadas pela glicose sobre uma fita e outro que detecta o fluxo do sangue e as variações causadas por níveis diferentes de glicose. Ambos são igualmente precisos.

❑ Compre o que mais se adaptar às suas necessidades pessoais de peso, tamanho etc.

❑ Recomenda-se calibrar o aparelho ao se abrir nova embalagem de fitas, pois podem ocorrer algumas variações.

Como dosar a glicemia sem glicosímetro?

❑ Para conseguir dosar a glicemia sem aparelho algum é preciso utilizar uma das fitas destinadas a este fim. Há razoável precisão no método.

❑ Essas fitas são: Haemoglucotest, Glucostix, Glucofilm, Ultra e First Choice.

❑ Elas podem ser encontradas nas redes de farmácias ou drogarias para diabéticos.

❑ Você pinga uma gota de sangue na fita e obtém uma transformação de cor que deve ser comparada com o padrão.

Modo de fazer

❑ Em primeiro lugar, lave bem as mãos.

❑ Em seguida, aperte a ponta do dedo.

❑ Com uma agulha ou picador especial, fure a ponta do dedo.

❑ Uma gota grande de sangue irá se formar.

❑ Coloque-a na fita, sem esfregá-la nem encostar o dedo.

❑ Coloque toda a gota de sangue na área reagente da fita, cobrindo-a totalmente.

❑ Conte o tempo a partir do momento em que a gota tocar a fita.

❑ Assim que completar o tempo necessário, lave ou seque a fita, dependendo do tipo. (Lembre-se de que é importante ler os procedimentos de cada uma delas.)

❑ Depois, compare a fita com a escala padrão que vem no tubo ou frasco.

Observação: Há no mercado picadores especiais que permitem furar o dedo com menos desconforto. Eles são encontrados nas farmácias especiais para diabéticos. Dependendo da espessura da pele, usa-se ponteiras maiores ou menores nos picadores. Deve-se ler sempre as instruções do picador antes de usá-lo.

HIPERGLICEMIA

O que o diabético deve saber sobre hiperglicemia

❑ A hiperglicemia acontece quando o indivíduo não apresenta insulina suficiente no organismo.

❑ A glicemia está perigosamente alta quando se encontra acima de 240 mg%

❑ Geralmente as crises de hiperglicemia acontecem de forma lenta.

❑ Por falta de insulina para queimar ou estocar,

o organismo começa a queimar suas gorduras, armazenadas nas células. Na circulação acumulam-se substâncias que são prejudiciais para o organismo, como a glicose e gorduras provenientes da alimentação que têm a tendência a se depositar nos vasos.

Quais situações podem causar hiperglicemia?

❑ Quando o diabético esquece de tomar os medicamentos.

❑ Se abusar da comida.

❑ Nas situações de sedentarismo.

❑ Uma simples infecção ou uma doença associada podem provocar o aumento nos níveis de glicose no sangue.

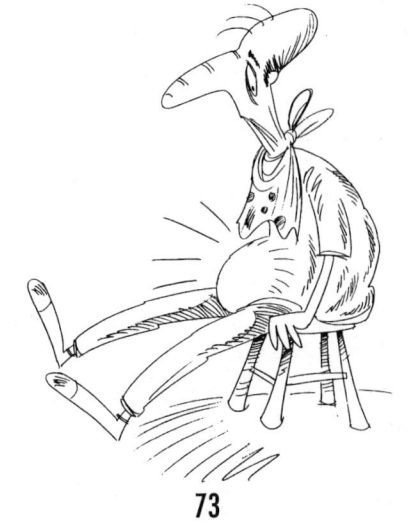

❑ Em alguns casos, determinados medicamentos para outras doenças podem originar uma crise de hiperglicemia. Importante: é sempre necessário informar o médico sobre todos os remédios que estiver tomando.

❑ Às vezes, até mesmo uma situação de stress pode aumentar a glicemia.

Como detectar uma crise de hiperglicemia

❑ Quando os níveis de glicose estiverem acima dos normais (250mg%), o indivíduo passa a sentir muita sede, perde o apetite, tem sonolência e fica com hálito forte. Esta situação é chamada **cetoacidose diabética**.

❑ Cetoacidose diabética ocorre em hiperglicemia por falta de insulina. Significa que o organismo está queimando gorduras ao invés de glicose.

❑ A vista fica embaçada.

❑ A pessoa sente-se cansada.

❑ Perde peso rapidamente.

❑ Sente mais vontade de urinar do que o normal.

❑ Pode também causar desmaios, males do estômago e vontade de vomitar.

Qual é o tratamento correto?

❏ Você deve fazer testes freqüentes para detectar os níveis de açúcar no sangue.

❏ Intensificar os cuidados quando o diabético estiver doente por outra causa; infecções, por exemplo.

❏ Se apresentar glicemia acima de 300 mg% em dois testes seguidos, procure o médico imediatamente.

❏ Pode acontecer de ser necessário mudar de insulina, medicamentos orais ou alterar a dieta alimentar.

❏ Quando você não tiver outra doença associada e não apresentar maiores complicações, uma caminhada leve pode baixar os níveis de glicose no sangue.

HIPOGLICEMIA

O que o diabético deve saber sobre hipoglicemia

❏ A hipoglicemia acontece quando a glicemia cai muito e o corpo reage aos baixos níveis de açúcar no sangue.

❏ A glicemia está perigosamente baixa quando se encontra menor do que 70 mg%.

❏ Normalmente ela surge rapidamente, causando mal-estar rápido e intenso.

Quais situações podem causar hipoglicemia?

❏ Pode acontecer quando o indivíduo atrasa ou pula uma refeição.

❏ Pela falta de alimentação ou de carboidratos.

❏ Pela ingestão exagerada de álcool com o estômago vazio.

❏ Pelo excesso de exercícios.

❏ Em algumas situações, o remédio para outro mal pode causar a queda da glicose.

❏ Pelo excesso de insulina ou antidiabéticos orais.

Como detectar uma crise de hipoglicemia

❏ Quando os níveis de glicose estiverem abaixo dos normais, o indivíduo poderá suar muito, ficar impaciente, irritável, nervoso e com coração acelerado.

❑ As pernas começam a tremer.

❑ Sente-se dores de cabeça.

❑ A pessoa pode ficar confusa e sonolenta, nauseada, com visão borrada.

❑ É possível até que ocorra um desmaio ou uma convulsão.

Qual é o tratamento correto?

❑ O teste de glicemia poderá indicar se a glicose estiver descendo e quando você deverá tomar providências.

❑ É importante que a hipoglicemia seja tratada nos primeiros sinais de baixa da glicose no sangue.

❑ Para uma solução imediata, vale comer ou beber qualquer coisa que contenha açúcar, mas que também contenha outro tipo de nutrientes (por exemplo, uma barra de cereal). Isto garantirá que a glicemia não volte a cair na próxima hora.

❑ Ingerir refrigerante não-dietético, suco de laranja ou um copo de leite já ameniza o problema.

❑ Uma dica é ter sempre a mão algum alimento, de

modo a não deixar de fazer as refeições recomendadas.

❑ Nas lojas especializadas, já existe um tablete especial e um gel feitos de glicose que podem ser usados nessas ocasiões.

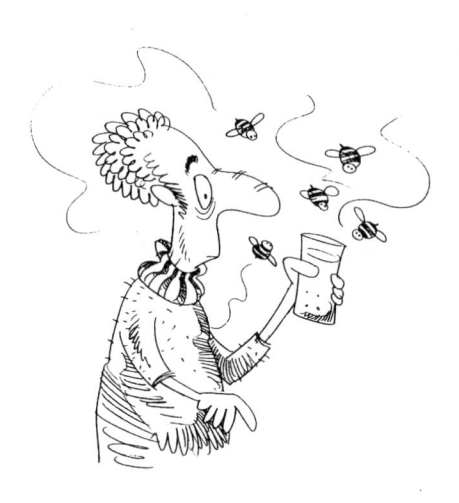

CAPÍTULO V
Prevenindo o diabetes

❑ A prevenção do diabetes exige envolvimento e disciplina.

❑ Estudos feitos nos Estados Unidos comprovam que os dois tipos de diabetes podem ser prevenidos.

❑ Praticar atividades físicas regulares pode significar a redução do aparecimento dos dois tipos de diabetes.

❑ Combater o sedentarismo e a obesidade pode diminuir o risco do desenvolvimento da doença.

❏ O processo que leva ao quadro do diabetes do tipo 1 pode estar relacionado a fatores genéticos. Parentes de primeiro grau de pacientes com esse quadro correm maior risco de se tornarem diabéticos do que os demais.

❏ O diabetes do tipo 2 tem importante componente hereditário e é responsável por aproximadamente 90% dos casos. O pâncreas produz insulina, embora o organismo não a utilize de forma adequada.

❏ Outros fatores que podem contribuir no desencadeamento do processo que leva ao diabetes do tipo 1 são algumas doenças infecciosas, tais como a rubéola e a caxumba.

Quais os indivíduos com risco de desenvolver diabetes?

❏ O primeiro passo para prevenir o desenvolvimento do diabetes é conhecer os fatores de risco da doença.

❏ Os grupos em que há mais incidência de diabéticos são os latinos, os hispânicos e os negros.

❏ Indivíduos obesos são mais propensos.

❏ Indivíduos com familiares diretos com diabetes.

❑ Indivíduos hipertensos.

❑ Indivíduos com níveis sangüíneos altos de triglicerídios (acima de 200 mg%) ou com LDL — colesterol alto (acima de 130 mg%).

❑ Mulheres que tenham filhos com peso elevado (acima de 4,1 kg).

❑ Mulheres que já tenham desencadeado diabetes durante a gestação.

❑ Indivíduos com alteração de glicose em jejum ou intolerância à glicose.

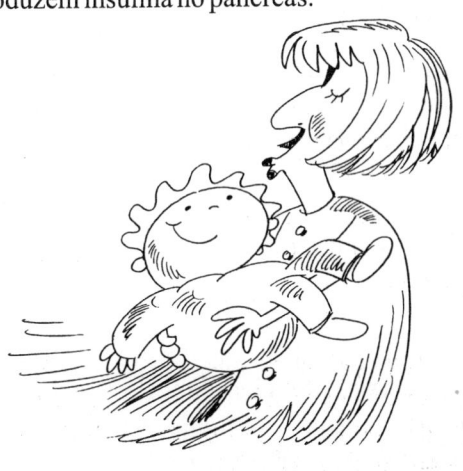

❑ Crianças com anticorpos para as células que produzem insulina no pâncreas.

❑ Intolerância à glicose é a situação em que o pâncreas produz insulina mas o organismo não a utiliza adequadamente, elevando os níveis de glicose para valores acima do normal quando a pessoa ingere glicose, mas não para valores tão elevados como os que se encontra nas pessoas com diabetes.

Para um diagnóstico precoce é aconselhável

❑ Em crianças, o diagnóstico precoce do diabetes tipo 1 é fundamental: choro excessivo, urina cada vez mais freqüente e em maior volume e sede intensa são os primeiros sinais.

❑ Para o diabetes tipo 2, fazer pelo menos uma vez por ano após os 35 anos um exame de sangue para medir o nível de glicose.

❑ Em indivíduos obesos ou que têm alguém diabético na família, o exame deve ser repetido a cada seis meses.

❑ Já é considerado diabético quem apresenta taxa de glicemia persistente acima de 126 miligramas por decilitro de sangue, conforme os padrões da Associação Americana de Diabetes.

❑ Também é portador de diabetes quem tiver taxa de glicose de 200 ou mais mg% 2 horas após receber 75g de glicose por via oral, conforme a Organização Mundial de Saúde.

Em quem deve ser pesquisado o diabetes como forma de prevenir?

❑ O diabetes, especialmente do tipo 2, pode apresentar sinais e sintomas difíceis de se detectar. Por isso é importante saber quais são eles para que se evite as conseqüências da doença.

❑ É recomendado que os seguintes grupos de pessoas façam exames regularmente (pelo menos a cada 3 anos):

- ☑ Adultos acima de 45 anos.
- ☑ Obesos.
- ☑ Adultos acima de 30 anos com história familiar de doença.
- ☑ Pacientes com intolerância à glicose.
- ☑ Pacientes com lipídios ou gorduras alterados no sangue.
- ☑ Mulheres com história de complicações obstétricas ou que geraram bebês muito grandes, com mais de 4,1 kg.

☑ Mulheres grávidas durante a 24ª e 28ª semanas de gestação, como rotina.

☑ Membros de grupos étnicos de risco (hispanos e negros, principalmente).

Já se nasce diabético?

❏ A probabilidade de aparecimento de diabetes no nascimento ou nos primeiros dias de vida é muito pequena quando os pais são diabéticos do tipo 1.

❏ Quando os pais têm diabetes do tipo 2, a pessoa nasce com alta propensão para desenvolver o diabetes mais tarde, sobretudo se ficar obesa.

Idade e sexo em que há maior incidência de diabetes do tipo 1:

☑ Ocorre igualmente entre os sexos.

☑ O pico de incidência é na infância (sobretudo entre 4 e 6 anos de idade) e na puberdade (especialmente entre os 11 e os 16 anos).

Idade e sexo em que há maior incidência de diabetes do tipo 2:

☑ As mulheres, após os 40 anos, têm discreto predomínio do número de casos deste tipo de diabetes, talvez justificado pela maior incidência de obesidade neste sexo.

Como modificar os fatores de risco?

❏ Alguns fatores de risco podem ser alterados prevenindo o início da doença ou atrasando o início das complicações.

❏ Quanto mais precocemente iniciamos a prevenção, mais eficiente ela se torna.

Como reduzir o risco?

☑ Controlando os níveis de glicose no sangue.

☑ Mantendo uma dieta saudável, controlando o peso.

☑ Reduzindo gorduras no sangue.

☑ Mantendo-se ativo, exercitando-se.

☑ Administrando o stress.

☑ Reduzindo a pressão arterial.

☑ Reduzindo os outros riscos de doença cardiovascular.

❏ Portanto, são muito semelhantes a prevenção do diabetes e das doenças do coração (infarto principalmente).

Como prevenir o diabetes através de uma alimentação saudável?

❏ Uma dieta balanceada é um importante passo para a prevenção do diabetes.

❏ Alimentos ricos em fibras podem reduzir drasticamente o risco de desenvolver a doença porque as fibras reduzem a absorção dos carboidratos, reduzindo o trabalho do pâncreas.

❏ Buscar alimentação em frutas, verduras, legumes e água.

❏ Comer com moderação.

❏ Evitar as gorduras saturadas (manteiga, nata, gordura da carne e queijos amarelos).

❏ Dieta pobre em colesterol é recomendada para baixar o LDL (menos de 100 mg%), triglicerídios a menos de 200 mg% e subir HDL a mais de 40 mg%.

❏ Assim, se os familiares utilizarem a mesma dieta que a pessoa que tem diabetes, estarão favorecendo sua adesão ao tratamento e prevenindo o aparecimento do diabetes em si próprias.

O uso de bebidas alcoólicas pode causar o diabetes?

❑ É correto dizer que o uso constante de bebidas alcoólicas pode provocar o diabetes. Há um tipo desta doença que decorre do uso de bebida alcoólica de forma crônica, o que pode levar a um quadro de pancreatite e eventual destruição das células beta pancreáticas que produzem insulina.

❑ O uso excessivo de álcool pode levar ao descontrole da glicose mesmo sem ser o causador direto do diabetes.

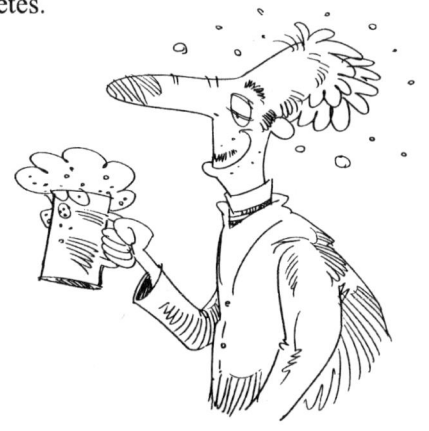

O uso de açúcar pode causar o diabetes?

❑ O uso excessivo de açúcar não é a causa do diabetes, mas é nocivo para os diabéticos por provocar grandes elevações dos níveis de glicose circulante.

❑ O açúcar em excesso, no entanto, pode causar a obesidade, que é um dos fatores de risco do diabetes.

❑ O uso excessivo de glicose por quem já apresenta intolerância a ela pode acelerar o início do diabetes.

Como prevenir o diabetes através da prática de exercícios?

❑ A prática de exercícios reduz o risco do indivíduo desenvolver o diabetes, além de prevenir doenças cardiovasculares.

❑ Os exercícios diminuem os níveis de glicose no sangue, movimentam os músculos e aumentam a capacidade do organismo de utilizar a insulina.

❑ Os exercícios devem ser feitos com regularidade. Devem ser aeróbicos (caminhar, correr, pedalar bicicleta ou nadar). Caminhadas diárias de 30 minutos na velocidade de quem está com pressa são suficientes.

Alguns pontos importantes sobre exercícios e diabetes

❑ As atividades físicas devem ser feitas regularmente para garantir a redução da glicose no sangue e para evitar os problemas causados pela instabilidade da glicose.

❑ Os exercícios podem causar hipoglicemia, por isso é preciso checar os níveis de glicose antes e depois de praticar uma atividade esportiva.

❑ A atividade física pode reduzir os níveis de glicose no sangue por até 24 horas.

❑ Os exercícios regulares podem reduzir as necessidades de insulina.

Outros benefícios do exercício

❑ Declínio da pressão sangüínea.

❑ Redução da fadiga.

❑ Ativa o sistema cardiovascular, um importante benefício, pois diabéticos têm grande probabilidade de desenvolver doença do coração.

Cuidando do coração

❑ O controle dos fatores de risco para doenças cardiovasculares podem trazer muitos benefícios ao diabético. Esses fatores são:

☑ **Dislipidemia** ou gorduras aumentadas no sangue que contribuem para o desenvolvimento de obstruções das artérias coronárias além de vasos cerebrais. Os níveis de colesterol admitidos para diabéticos são de 200mg% com HDL (colesterol bom) acima de 40mg% para homens e 50mg% para mulheres. Mas para todos o limite de colesterol ruim LDL é abaixo de 100mg%.

☑ **Obesidade** —É um sério fator de risco de doença cardíaca para o diabético. O obeso já é mais propenso ao diabetes e, conseqüentemente, também ao infarto e derrame cerebral. As normas de prevenção indicam que devem ter um índice de massa corporal menor do que 26kg/cm^2. E o limite de circunferência abdominal para homens é de 95 cm e para mulheres de 90 cm.

☑ **Vida sedentária** é uma boa forma do diabético arrumar complicação cardíaca.

☑ **Fumo** é prejudicial em qualquer quantidade, mesmo como fumante passivo — pois obstrui os vasos sangüíneos e dificulta a circulação.

☑ **Hipertensão** — É danosa porque altera o coração e os vasos, acelerando a aterosclerose. O limite normal de pressão arterial para os diabéticos é de até 130/80, portanto, mais baixo do que para os não-diabéticos.

Você deve conhecer
Conceitos que

Colesterol: Trata-se de uma substância química que normalmente é produzida pelo fígado. Pode ser ingerido pela alimentação, através de produtos de animais que também o produzam. Não existe em vegetais.
Sua elevação no sangue é a grande responsável hoje pela aterosclerose, ou seja, a obstrução das artérias por gordura.
Seu limite normal: 200 mg% (mas quanto mais baixo melhor).

HDL Colesterol: É a porção do colesterol composta de moléculas mais pesadas (High Density Lipoproteins). É também chamado bom colesterol, pois entra para a circulação e capta outras moléculas de gordura, levando-as ao fígado para serem desmanchadas. É o colesterol-faxineiro, que todos nós precisamos que seja alto no sangue.
Seus limites: para os homens, acima de 45 mg%, para as mulheres, acima de 55 mg%

LDL Colesterol: É a parte do colesterol composta de moléculas mais leves (Low Density Lipoprotein) e que deposita-se nos vasos participando do processo de aterosclerose das artérias.
Seu limite: 130 mg%, mas quanto mais baixo melhor.

Determinando seu peso ideal

❑ Excesso de peso é um poderoso fator de risco para desenvolver diabetes.

❏ Um dos principais fatores para o desenvolvimento do diabetes do tipo 2 é a obesidade (80% dos diabéticos desse tipo são obesos).

❏ Essa é a maior causa de resistência à insulina, portanto, o controle do peso é a chave para controlar os níveis de glicose no sangue e ajudar a reverter a intolerância à glicose em obesos.

❏ Obesidade central, localizada no tronco (abdômen e tórax) é a mais propensa ao desenvolvimento da doença (perfil tipo maçã).

❏ Procure saber seu peso ideal através do "Índice de Massa Corporal" **(IMC).**

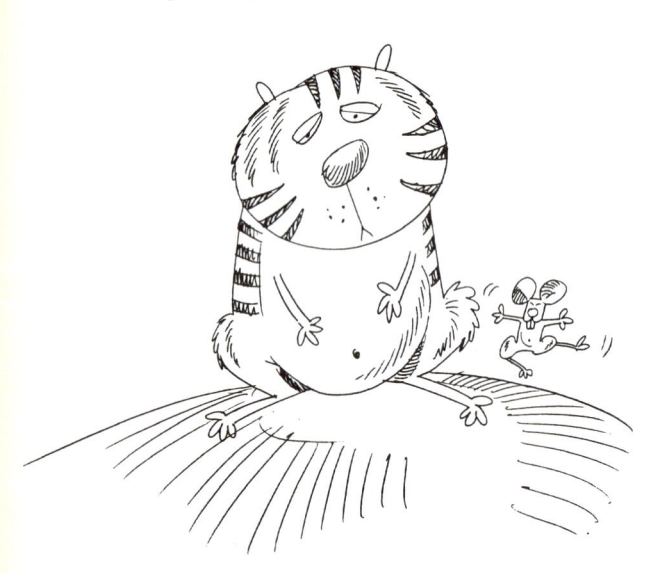

- **IMC = peso ÷ (altura)^2** (em centímetros)

- Ou seja: um indivíduo de 164 cm com 77 kg terá $77 \div (164)^2 = 29{,}3$ kg/cm^2.

- Se o seu IMC for menor do que 26 kg/cm^2 você está com peso ideal.

- Se estiver entre 26 e 30, você está acima do seu peso, mas ainda é tolerável, apesar de já ser este peso considerado fator de risco de infarto.

- Se está acima de 30 kg/cm^2, seu peso está definitivamente alto demais.

- Por isso é preciso seguir sempre uma dieta balanceada e ter consciência de seus benefícios para o organismo.

Controlando o stress e as emoções

- **O stress** aumenta os níveis de glicose no sangue, por isso procure controlar os fatores de stress. Principalmente respostas individuais às situações de stress são importantes para a prevenção de doenças.

- É errado dizer que o diabetes pode ser ocasionado por razões emocionais.

- O fato é que há um aumento dos níveis glicêmicos

pelo stress emocional em indivíduos já diabéticos ou propensos à doença.

❏ Nesses casos, são liberados alguns hormônios que têm a capacidade de elevar a glicose.

☑ Pergunte-se sempre: qual será a importância do problema que atualmente lhe aflige daqui a um ano? Talvez seja a melhor forma de vencer o stress.

☑ Há dois antídotos conhecidos contra o stress. O primeiro é a organização: vida pessoal organizada, vida familiar organizada, vidas profissional, social, financeira e espiritual organizadas.

☑ O segundo é a educação. As relações entre as pessoas geram menos stress se baseadas na gentileza e educação.

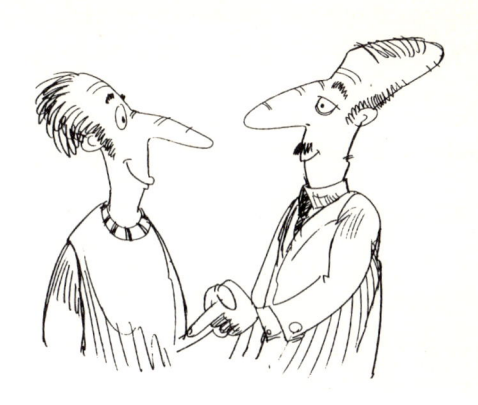

CAPÍTULO VI
Tratando o diabetes

❏ Cada indivíduo deve desenvolver seu próprio plano de acompanhamento e tratamento do diabetes.

Dez informações a serem definidas para identificar o melhor tratamento:

1) Qual a sua idade e seu estado físico geral?

2) Que tipo de diabetes você tem?

3) Há quanto tempo você é diabético?

4) Você já apresentou alguma complicação, por exemplo, infarto, hipertensão ou colesterol persistentemente alto?

5) O que ocorre quando você tem glicose baixa no sangue? E qual é a freqüência em que isso ocorre?

6) Qual é o seu estilo de vida? (Ativo, ou mais passivo)

7) Quais os seus exercícios e esportes favoritos?

8) Qual sua profissão? Há riscos de ocorrer baixo nível de açúcar durante suas horas de trabalho?

9) Você tem bom suporte de sua família e de seus amigos?

10) Você é do tipo depressivo que se abate Com qualquer problema?

Planejando a alimentação — Objetivos:

1) Controlar peso;
2) Controlar níveis de glicose sangüínea;
3) Controlar níveis de gorduras sangüíneas.

Planejando o exercício

— Para baixar níveis de glicose sangüínea;
— Manter tônus muscular e condicionamento físico;
— Baixar níveis de gordura sangüínea;
— Aumentar sensibilidade de resposta aos medicamentos;
— Colaborar com controle de peso.

Planejando a medicação oral

— Para reduzir os níveis sangüíneos de glicose, melhorando a liberação e a resistência à insulina.

Planejando as injeções de insulina

— Para repor a insulina que o organismo não pode produzir. Também para reduzir a glicose por ação da insulina e diminuição da resistência a ela.

Esquema de cuidados com o diabetes, quando a doença já foi controlada, ou seja, a glicose no sangue atingiu os valores recomendados.

❑ **A cada três meses (se usar insulina):**
- ☑ Visitas regulares aos médicos
- ☑ Teste de glico-hemoglobina
- ☑ Exames dos pés

❑ **A cada seis meses (se não usar insulina):**
- ☑ Visitas regulares aos médicos
- ☑ Teste de glico-hemoglobina
- ☑ Exames dos pés
- ☑ Colesterol, triglicerídios

❑ **A cada ano:**
- ☑ Medir proteína na urina
- ☑ Examinar olhos com pupilas dilatadas

Antidiabéticos orais

❑ São comprimidos ingeridos por via oral para o tratamento do diabetes.

❑ Há 5 categorias diferentes:

Classe 1 - Sulfoniluréias

☑ **Nomes comerciais:** Donil, Amaryl, etc.

☑ **Modo de ação:** Estimulam o pâncreas a produzir mais insulina, aumentam a sensibilidade à insulina e diminuem a produção de glicose pelo fígado.

☑ **Considerações importantes:**
- Como aumentam a produção de insulina, podem causar hipoglicemia.
- Podem provocar aumento de peso.
- Podem causar reação alérgica.

Classe 2 - Biguanidas

☑ **Nomes comerciais:** Metformina, Glucofagin, Dimefor.

☑ **Modo de ação:** Diminuem a produção de glicose pelo fígado, diminuem a absorção de glicose no intestino e aumentam a ação da insulina.

☑ **Considerações importantes:**
- Devem ser tomados com alimentos para reduzir diarréia e náuseas iniciais.
- Não aumentam o peso.
- Evitar álcool excessivo com essa medicação.
- Melhoram colesterol e triglicerídios.
- Não provocam hipoglicemia.

Classe 3 - Inibidores da Alfa-Glicosidase

☑ **Nomes comerciais:** Glucobay.

☑ **Modo de ação:** Reduzem absorção de carboidratos no intestino.

☑ **Considerações importantes:**
- Podem causar gases e diarréia.
- Devem ser tomados junto com as refeições.
- Não causam hipoglicemia.
- Reduzem peso e colesterol.

Classe 4 - Tiazolidinedionas

☑ **Nomes comerciais:** Actos, Avandia.

☑ **Modo de ação:** Aumentam a sensibilidade à insulina pelo organismo, aumentam a retirada de glicose do sangue e diminuem a sua produção pelo fígado.

☑ **Considerações importantes:**
- Levam um mês para iniciar a queda dos níveis de glicose.
- Necessitam controle da glicose no sangue.
- Reduzem o efeito dos anticoncepcionais.
- Devem ser tomados uma vez por dia durante a refeição principal.
- Devem ser usados com cuidado em caso de doença hepática ou cardíaca.

Classe 5 - Metiglinidas

☑ **Nomes comerciais:** Prandim, Novonorm, Starlix.

☑ **Modo de ação:** Estimulam as células beta do pâncreas a produzir mais insulina. Funcionam rápido e por curto período, controlando o nível de glicose após as refeições.

☑ **Considerações importantes:**
- Devem ser tomados com refeições (15 minutos antes).
- São ideais para quem faz refeições irregulares, pois tomadas durante controlam o nível de glicose logo após.
- Podem causar hipoglicemia.

Cuidados

❑ Pílulas para diabetes não devem ser tomadas durante a gravidez. Deve-se mudar para insulina subcutânea.

❑ Todas as pílulas orais podem causar paraefeitos ou interação. Fale com seu médico.

❑ Jamais tome pílulas para diabetes por conta própria.

❑ As mais usadas são as de classes 1 e 2.

Injeções de insulina

❑ Além da forma mais comum ser a subcutânea, há ainda a insulina em *patch* de pele, em *spray* nasal, injetores pela pele e aparelhos implantáveis em canetas de insulina.

❑ As injeções de insulina não são tão desconfortáveis quanto parecem. Hoje as agulhas são finas e praticamente indolores.

❑ Há 3 *fontes para a insulina* usadas hoje: a insulina humana, a de porco e a de vaca. A mais usada é a humana, que, em realidade, é feita em laboratório, com base na sua fórmula química.

❑ Há 4 tipos de insulina, de acordo com a rapidez e duração da ação:
- ☑ Insulina rápida
- ☑ Insulina regular
- ☑ Insulina intermediária
- ☑ Insulina de longa duração

❑ Dois tipos diferentes podem ser usados para obter uma ação intermediária.

❑ Seu médico sabe qual delas é indicada para você.

❑ O problema principal do uso de insulina é a hipoglicemia, ou queda de açúcar no sangue, quando o indivíduo fica sem se alimentar por período prolongado.

> Insulina regular = Ação rápida

> Insulina NPH = Ação intermediária

Local de injeção

☑ O abdômen é o melhor lugar para a injeção subcutânea porque a absorção é mais rápida. Nádegas, coxas e os antebraços podem ser usados também, em rotação. Não injetar em locais onde haverá maior movimentação Ou exercício porque a absorção torna-se rápida demais.

Forma de utilizar a insulina

☑ Lembre-se das instruções que você recebeu de seu médico ou enfermeiro.

☑ Sempre lave as mãos antes.

☑ Tire a insulina do refrigerador e deixe-a retomar a temperatura do ambiente.

☑ Você necessitará de álcool, algodão e seringa de insulina.

☑ Misture a insulina no frasco, girando-o entre as palmas das mãos.

☑ Retire com a seringa a dose exata que você necessita.

☑ Retire as bolhas de ar da seringa.

☑ Selecione o local de injeção, evitando nódulos ou caroços já existentes sob a pele.

☑ Limpe a área com algodão embebido em álcool.

☑ Pegue a pele entre dois dedos como se fosse beliscar.

☑ Introduza a agulha em ângulo de 90° e injete a insulina.

☑ Retire a agulha sem massagear a área. Deixe um algodão sobre ela. Se sangrar, pressione por alguns minutos.

☑ Use somente seringas e agulhas descartáveis.

Como armazenar a insulina

☑ Frascos fechados devem ser mantidos na porta do refrigerador e descartados após vencimento da data de validade.

☑ Frascos abertos devem ser mantidos no refrigerador e descartados após três meses.

☑ Frascos abertos podem ser mantidos à temperatura ambiente e descartados após 30 dias.

Bomba de insulina

☑ São dispositivos pequenos que ficam presos ao cinto e injetam insulina continuamente no subcutâneo através de uma agulha aí localizada.

☑ Custam entre três mil e cinco mil dólares.

☑ É recomendado em pacientes com diabetes tipo 1.

☑ Exige treinamento e habilidade, porém é um método que vem progressivamente sendo desenvolvido e aceito por sua sofisticação.

Viajando com insulina

☑ Leve todos os seus suprimentos.

☑ Leve insulina em dobro do que você vai utilizar.

☑ Proteja do sol ou calor.

☑ Mantenha em temperatura ambiente se vai Usar dentro de 30 dias.

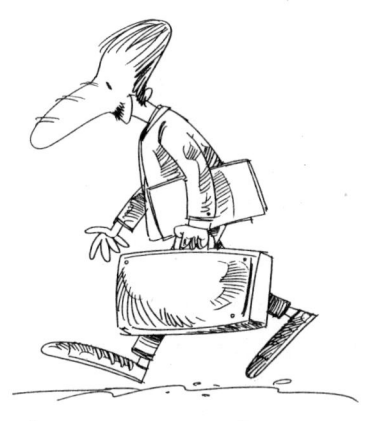

Como proceder se surgirem abscessos no local da aplicação

❑ O abscesso (tumor) é um caroço doloroso, com vermelhidão e aumento de temperatura local.

❑ Isso significa que há uma infecção no local.

❑ Isso só ocorre em diabéticos quando não houve uma limpeza adequada do local ou se a agulha estiver contaminada.

❑ Se ele surgir, não se deve aplicar insulina naquele local.

❑ Deve-se imediatamente procurar um médico.

❑ Em alguns casos o abscesso precisa ser drenado e tratado com a ajuda de antibióticos.

❑ Como em toda infecção, a tendência é aumentar a glicemia e, por isso, um ajuste na medicação pode ser necessário.

❑ Esse ajuste deve ser feito pelo médico.

O que fazer quando for necessário usar mais de um tipo de insulina

❑ Pode-se aplicar numa só picada a mistura de insulinas na mesma seringa. Lembrando-se de seguir sempre a mesma ordem: começando com a transparente e depois a turva.

❑ Para fazer isso é necessário limpar a tampa do frasco com algodão e álcool, agitando-o.

❑ Em seguida é preciso injetar no frasco de insulina turva a mesma quantidade de ar que a pessoa vai tomar de insulina, retirando a insulina sem aspirar o conteúdo.

❑ Com a mesma seringa, injetar ar no frasco de insulina regular.

❑ Deve-se virar o frasco ao contrário, sem tirar a agulha, e aspirar a insulina transparente. Assim que tiver aspirado a quantidade necessária, retirar a agulha e introduzir a insulina turva, aspirando a quantidade desejada.

❑ Se, por engano, for injetada insulina turva no frasco transparente, deve-se jogar esse frasco fora.

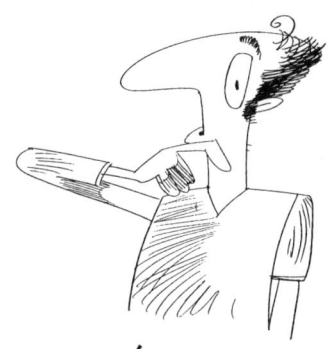

CAPÍTULO VII
Apareceram as complicações, e agora?

❑ Em primeiro lugar, é preciso ter muita calma. Não há complicação de diabetes sem solução.

❑ A prevenção é sempre prioridade. Quando ocorre a complicação, já perdemos a oportunidade de prevenir o seu aparecimento, mas podemos prevenir o seu agravamento e outras complicações.

❑ As complicações podem afetar qualquer órgão ou sistema do corpo. Uma grande variedade de sinais e sintomas pode existir.

❑ **As complicações podem ser precoces:**
- ☑ Hipoglicemia
- ☑ Cetoacidose diabética
- ☑ Síndrome não-cetótica hiperglicêmica

- [ ] **Ou podem ser tardias:**
  - [x] Problemas coronários ou vasculares periféricos
  - [x] Nefropatias (doença renal)
  - [x] Neuropatias (doença dos nervos)
  - [x] Retinopatias (doença dos olhos)
  - [x] Infecções
  - [x] Problemas com os pés

Não importa o que eu faça, sempre terei complicações?

- [ ] Não. Se os níveis de glicose permanecerem normais, as complicações são retardadas ou simplesmente não ocorrem.

- [ ] Dependendo da genética de cada diabético há maior incidência de complicações. Se na sua família há genética de pressão arterial elevada, obesidade ou problemas cardiovasculares, com maior razão você deve cuidar dos seus índices de glicose no sangue.

Prevenindo as complicações

- [ ] Para prevenir as complicações é preciso ter consciência da importância de um bom monitoramento e controle dos níveis de glicose no sangue.

> **Três fatores são fundamentais para uma vida sem as complicações do diabetes**
>
> 1. Fazer um monitoramento freqüente dos níveis da glicose do sangue, mantendo-os em níveis aceitáveis.
>
> 2. Detectar alterações precocemente.
>
> 3. Iniciar imediatamente o tratamento das complicações, quando ocorrerem.

Complicações precoces

- **Hipoglicemia** ou choque de insulina:

    ☑ Ocorre por falta de alimentação, ou por excesso da dose de insulina, ou exercício intenso sem alimentação adequada. Pode ocorrer em não-diabéticos.

    ☑ Os níveis de glicose baixam de 70 mg% e não há glicose na urina.

    ☑ Os sintomas são: frio, pele fria, suor, irritabilidade, dificuldade de falar, tontura e até desmaio, com perda de consciência.

- **Cetoacidose diabética:**

    ☑ Ocorre normalmente no diabetes do tipo 1, principalmente antes de se saber da existência da doença, quando não há ainda cuidados. Raramente ocorre no diabetes tipo 2.

☑ A glicose sobe de 250 a 800 mg%.
Esta é uma situação de hiperglicemia severa. Há glicose na urina.

☑ Os sintomas são: respiração profunda e rápida, pele seca e quente, fraqueza extrema, hálito com cheiro de acetona, náuseas, vômitos, baixa da pressão, perda da consciência.

❑ **Síndrome não-cetótica hiperglicêmica:**

☑ Ocorre normalmente em diabetes do tipo 2, como resultado de falta de cuidados, por exemplo, por não se saber da doença. Também provocada por infecções ou por procedimentos cirúrgicos.

☑ A glicose sobe para mais de 800 mg%.
A glicose na urina está muito elevada.

☑ Os sintomas são os mesmos da anterior (cetoacidose), porém não há hálito com cheiro de acetona, e podem ocorrer sinais neurológicos graves, como paralisia de um lado do corpo (hemiplegia).

❑ **As três complicações precoces são prevenidas com o controle da alimentação, do exercício e, principalmente, da glicose no sangue.**

Complicações tardias

❏ Doenças cardíacas e vasculares periféricas

☑ A longo prazo, o diabetes provoca obstruções nos pequenos vasos do cérebro, do coração ou das pernas.

☑ A região afetada é chamada de "microcirculação". As artérias dos diabéticos ficam, ao longo dos anos, mais afiladas, de menor calibre e fluxo.

☑ Este fenômeno no coração provoca infarto, no cérebro provoca os "derrames", e nas pernas pode levar a úlceras e até amputação.

☑ A associação com o fumo agrava a doença vascular.

Você deve conhecer Conceitos que

Doença vascular periférica: É a obstrução das artérias das pernas que pode ocorrer no trecho situado no abdômem antes da bifurcação da aorta, ou em cada uma das pernas separadamente.

As complicações vasculares periféricas mais comuns no diabético envolvem artérias menores e provocam a formação de úlceras nas pernas ou falta de circulação nos dedos dos pés, o que pode até levar a uma amputação.

Prevenção de doenças cardíacas e periféricas

- ❑ Parar de fumar.
- ❑ Controlar hipertensão.
- ❑ Reduzir colesterol e triglicerídios.
- ❑ Controlar o stress.
- ❑ Exercitar-se.
- ❑ Controlar os níveis de glicose no sangue.

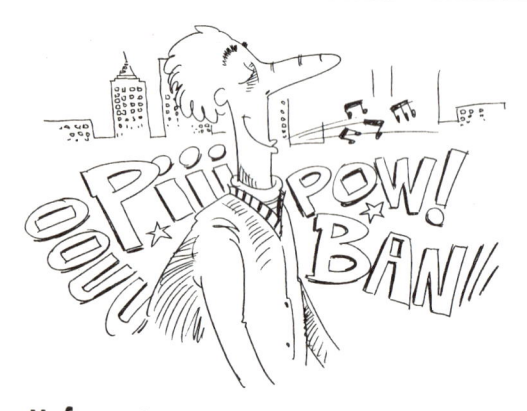

❑ Nefropatias *(doenças renais)*

Riscos

❑ Diabéticos têm 20 vezes mais chances de terem doença renal.

❑ Um terço dos diabéticos tipo 1 e até 20 % dos do tipo 2 desenvolvem doença renal em 15 anos de diabetes.

☑ Ocorrem pelas alterações da "microcirculação", dos pequenos vasos dos rins.

☑ Levam à hipertensão, insuficiência renal, perda de proteína pela urina e edema (mãos e pés inchados), indo até a necessidade de hemodiálise, com rim artificial ou transplante renal.

☑ São mais comuns no diabetes tipo 1, após 15 a 20 anos da doença, e no diabetes tipo 2, após 5 a 10 anos.

☑ O primeiro sinal é o aparecimento de proteína no exame de urina. Normalmente ao urinar não perdemos proteínas.

☑ Depois aparece a hipertensão e os sinais de perda da função do rim (aumento no sangue da dosagem de creatinina e uréia).

Prevenindo a nefropatia

- ❏ Controlar níveis de glicose no sangue.
- ❏ Controlar a hipertensão.
- ❏ Evitar hiperglicemia ou cetoacidose.
- ❏ Reduzir peso para manter a pressão arterial.
- ❏ Evitar remédios que sejam tóxicos ao rim.
- ❏ Evitar infecção urinária.

❑ Retinopatias *(doenças dos olhos)*

> **Riscos:**
> ❑ Diabéticos têm quatro vezes mais chances de ter problemas de visão do que não-diabéticos.
> ❑ 97% das pessoas que usam insulina mostram algum grau de retinopatia.

☑ Resulta das alterações microvasculares na retina dos olhos onde se forma a imagem.

☑ É a causa mais comum de cegueira.

☑ Mais de 90% dos pacientes que não controlam bem sua glicose desenvolvem retinopatias.

☑ A doença se apresenta em uma variedade de formas, desde pequenas lesões inexpressivas que podem prosseguir até visão borrosa e cegueira.

☑ Há tratamentos disponíveis para as várias fases da doença, com o laser, por exemplo.

Prevenindo a retinopatia
❑ Controlar a hipertensão é essencial.
❑ Controle intenso dos níveis de glicose.
❑ Comunicar imediatamente ao oftalmologista as alterações, para que possam ser tratadas precocemente.
❑ Revisão oftalmológica anual.

❑ Neuropatias *(doenças dos nervos e neurônios)*

> **Riscos:**
> ❑ 50% dos diabéticos desenvolvem neuropatias após 25 anos da doença.

☑ Ocorrem por alteração dos pequenos vasos que irrigam neurônios e nervos.

☑ Os nervos perdem sua capa de cobertura (ficam como um fio de luz desencapado) e conduzem mal os estímulos elétricos do cérebro a todo o corpo.

☑ Os sintomas variam com a área em que os nervos estão afetados.

☑ Os nervos mais afetados são os dos pés e pernas, mãos e braços, aparelho digestivo ou urinário.

☑ Os sintomas de neuropatias são a perda de sensibilidade, que pode surgir sem outras queixas (e então o paciente não percebe o problema), ou formigamento, ardência, desconforto, queimadura, dor.

☑ No aparelho urinário, pode provocar perda de urina e impotência.

☑ Os pés são os locais mais freqüentemente comprometidos. Com a evolução da neuropatia, o paciente não sente dor quando se machuca, compra sapatos que não servem e não percebe que os sapatos estão apertados, favorecendo lesões com infecção grave, que destroem as células dos músculos e dos ossos e não são por ele valorizadas porque não são percebidas. Como freqüentemente não há possibilidade de regeneração das células onde houve lesão muito grave, a neuropatia grave freqüentemente resulta em amputação.

Prevenindo a evolução da neuropatia e consequentes lesões nos pés
- Controlar níveis de glicose no sangue.
- Evitar o uso de álcool.
- Eliminar fumo e hipertensão.

☑ Úlcera é uma palavra mais associada com estômago, porém os diabéticos podem apresentar nos pés feridas chamadas "úlceras de pé", geralmente localizadas entre os dedos, nas regiões plantares e laterais dos pés. Freqüentemente ocorrem em calosidades, nas regiões de ruptura da pele, devido à pressão aumentada.

☑ As infecções são instaladas sobre as rupturas da pele.

☑ Em 80% dos casos, as úlceras são associadas com perda da sensibilidade e secura da pele que decorrem da neuropatia.

☑ Seu médico deverá avaliar como está a sensibilidade dos seus pés pelo menos uma vez por ano. Se os pés estiverem com risco de apresentar úlceras por neuropatia, a situação é grave, mas com muito cuidado seus pés poderão ficar a salvo. Lembre-se que ainda não é possível transplantar os pés — trate os que você tem com muito carinho.

Prevenindo as lesões nos pés nas pessoas com neuropatia grave (pés insensíveis)

- ❏ Examinar os pés e regiões interdigitais diariamente.
- ❏ Lavar os pés diariamente. Secar bem após, principalmente entre os dedos. Passar creme hidratante após secagem, mas não entre os dedos.
- ❏ Não caminhar descalço.
- ❏ Usar meias de algodão.
- ❏ Manter as unhas curtas, cortando-as em linha reta.
- ❏ Utilizar os sapatos recomendados pelo médico.
- ❏ Nunca colocar os pés em água morna sem outra pessoa testar a temperatura antes. Relatar ao médico de imediato qualquer sinal/sintoma de lesão nos pés (calos, contusões, rupturas de pele etc.) para iniciar tratamento logo.

❑ Infecção

> **Riscos:**
> ❑ 40% dos diabéticos adultos do tipo 1 têm infecções de gengiva.
> ❑ Infecção urinária é a mais freqüente.

☑ São mais comuns em diabéticos.

☑ A infecção é facilitada pela chegada de sangue, contendo glicose e glóbulos brancos, nos tecidos. Isso se deve às alterações microvasculares.

☑ Da mesma forma os níveis mais altos de glicose no sangue estimulam o crescimento de germes.

☑ Perda de sensibilidade na pele permite que infecções iniciem de forma desapercebida.

☑ Infecções são freqüentes nas gengivas e nos pés.

Prevenindo a infecção

❑ Controlar os níveis de glicose no sangue.
❑ Cuidar meticulosamente da pele.
❑ Manter mãos e pés aquecidos no inverno, usando meias.
❑ Evitar queimaduras de qualquer tipo.
❑ Lavar as mãos freqüentemente.
❑ Se ocorrer lesão na pele, lavar com água e sabonete, secar e fazer curativo estéril, seco, sem pomadas.
❑ Notificar logo seu médico sobre qualquer alteração, para que o tratamento da infecção seja precoce.

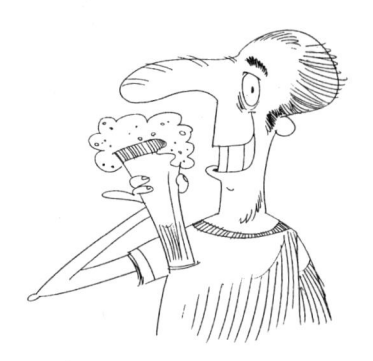

CAPÍTULO VIII
Fatos e mitos sobre diabetes

1) Quem toma insulina tem diabetes do tipo 1?
Errado. Muitos diabéticos do tipo 2 necessitam dose extra de insulina para superar a resistência à insulina produzida pelo pâncreas ou porque seu pâncreas ficou "cansado" e não produz mais insulina em quantidades adequadas.

2) Meu pai ficou diabético de tanto comer açúcar.
Errado. Açúcar em excesso aumenta o peso e enfraquece os dentes, mas não provoca diabete, de imediato. Provoca indiretamente através da obesidade.

3) Minha mãe é diabética, portanto, eu também serei.
A genética é parte importante do processo, mas você ajudará a doença se for obeso. Obesidade é uma das causas principais de resistência à insulina.

4) Meu médico diz que eu estou um pouco diabético.
Errado. Ou você é diabético ou não. O que o médico quer dizer é que facilmente controlou seu diabetes com dieta e exercício. Mas cuidado, não abuse, a doença pode progredir.

5) Se a mãe teve diabetes na gravidez, a criança vai nascer diabética.
Não é verdade. Porém, se a criança teve peso grande ao nascer e se tornar uma criança ou adolescente obeso, tem mais chances de desenvolver a doença.

6) E a mãe que teve diabetes gestacional pode tornar-se diabética?
Sim, o risco é alto disto ocorrer, de 40 a 60 %. De novo, a obesidade aumenta o risco.

7) Posso manter a insulina no congelador?
Não, ela pode mudar a fórmula. Depois de aberto o frasco, você pode mantê-lo em temperatura ambiente por 30 dias. Se for levar mais tempo para usá-la, coloque-a na porta do refrigerador. Não congele.

8) Posso "sentir" os meus níveis de glicose sem medir?
Claro que o tempo e o aprendizado contínuo farão você conhecer seu corpo muito bem. Porém, "sentir" os níveis de glicose é impossível. Os testes são necessários.

9) Sou diabético, por isso devo comer diferente das outras pessoas.

Errado. A comida saudável para o diabético é também a do não-diabético. Deve-se ter uma alimentação variada com conteúdo balanceado de carboidratos, proteínas e gorduras. Isto é bom para todos.

10) Como sou diabético, não posso comer nada de açúcar.

Este é um esforço extremo que não é necessário. O açúcar e os demais carboidratos são metabolizados da mesma forma. Se você balancear o seu uso, negociando consigo mesmo o que você prefere comer certamente poderá, em raras ocasiões, ter o gosto daquela sobremesa que você adora. O que você não deverá deixar de controlar é que o doce seja ingerido junto com outros alimentos contendo fibras e avaliar os níveis de glicose após.

11) Diabéticos não podem ingerir bebidas com álcool.

Não é verdade. Se você controla bem seus níveis de glicose, pode beber um pouco de cerveja ou vinho, sempre junto com uma refeição; lembre-se da pirâmide dos alimentos: usar raramente. Combine com seu médico. Obviamente, você deverá abrir mão de outros alimentos naquele dia.

12) Sou diabético, por isso sou muito frágil para me exercitar.
Errado. O diabético necessita de exercícios. É só questão de organizar-se em relação à alimentação, níveis de glicose na hora do exercício e o tipo de atividade. Prefira ginástica aeróbica. Evite exercícios que mantenham os músculos contraídos, como musculação e "apoios" no solo.

13) Se fizer exercícios, caminhadas por exemplo, vou irritar a pele dos meus pés e criar úlceras.
Errado. Escolha o calçado ideal, use meias, procure selecionar o tamanho dos calçados à tarde, quando os pés são um pouco maiores. Sempre observe o aparecimento de áreas vermelhas de irritação e trate-as logo para evitar progressão. Saiba se seus pés têm risco de úlceras por neuropatia. Combine com seu médico.

14) De qualquer forma, terei complicações com o meu diabetes, não importa os cuidados que eu tomar.
Errado. A não ser que você tenha uma genética muito desfavorável, se você controlar os fatores de risco e, principalmente, os níveis de glicose, você poderá viver sem complicações.

15) A pílula anticoncepcional pode afetar meu controle de diabetes.
Certo. Talvez você tenha que usar mais insulina ou

medicação oral, pois a pílula pode reduzir sua ação, ainda que levemente.

16) O diabetes pode causar impotência.
Na realidade o diabetes pode antecipar a impotência masculina. Os problemas podem começar lentamente. Mais freqüentemente ocorrem após 50 anos de idade. Diabéticos iniciam problemas de impotência em média 10 anos antes de não-diabéticos. Se você controlar os níveis de glicose, poderá viver sem este problema.

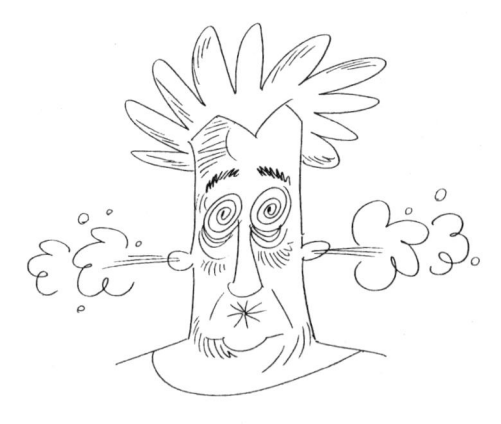

17) O stress pode causar diabetes.
Errado. O stress por si só não é causador da doença. Mas quem já é portador pode fazê-lo evoluir mais rápido vivendo sob stress. Por isto pode ocorrer que a primeira manifestação da doença seja um acidente de automóvel ou uma cirurgia, onde o stress é, certamente, exagerado.

18) O stress afeta o controle da glicose no sangue.
Correto. Primeiro, porque o stress libera hormônios que aumentam a glicose. Segundo, porque muitas vezes reagimos ao stress comendo ou bebendo mais ou nos exercitando menos.

19) O diabetes pode causar mudanças de comportamento.
A auto-estima ou o equilíbrio das emoções podem ser afetados pela presença da doença, que muitas vezes causa surpresas inesperadas ao portador. Por isso, apoio familiar e médico é importante para dar segurança ao paciente.

20) A depressão é mais comum em diabéticos.
Pode-se dizer que sim. Todos nós oscilamos entre períodos melhores e piores, mas no diabético os períodos depressivos podem ser mais intensos. Apoio psicológico pode ser uma forma de evitá-los.

APÊNDICE

Sites

* Diabetes Voice (International Diabetes Federation):
http:/www.diabetesvoice.com
* Dialogue (Associação Canadense de Diabetes):
http://www.diabetes.ca
* Juvenile Diabetes Foundation:
http://www.jdf.org
* Diabetes Control (Fundação de Diabetes Juvenil do Chile:
http://www.diabeteschile.cl
* Consensus Medicus (Pesquisas Médicas Online):
http://sites.uol.com.br/cmedicus/
* Sociedade Brasileira de Diabetes:
http://sites.uol.com.br/jprvlota
* Segunda edição do livro "Diabetes in America":
http://diabetes-in-america.s-3.com
* America and Caribean Area (Federação
Internacional de Diabetes):
www.nib.unicamp.br/saca-brasil
* Associação Pernambucana de Diabéticos Juvenis:
http://www.elogica.com.br/users/elcy
* Centro BD de Educação em Diabetes:
http://www.bdbomdia.com
* Dia a dia, tudo para o diabético:
http://www.diaadia.com.br
* DIABETE.com.br:
http://www.diabete.com.br
* Sociedade Brasileira de Diabetes:
http://www.diabetes.org.br

* **Portal Diabetes:**
http://www.diabetes.med.br/
* **Associação Latinoamericana de Diabetes:**
http://www.pitt.edu/~iml1/alad-p.html
* **Diabetes Research Institute:**
http://www.drinet.org/
* **Joslin Diabetes Center:**
http://www.joslin.org/
* **International Diabetes Institute:**
http://www.idi.org.au/
* **Diabetes Educational and Research Center:**
http://www.ucsc.org/%7Ediabetes/
* **American Council of the Blind:**
http://www.acb.org
* **National Federation of the Blind:**
http://www.nfb.org
* **Medic Alert Foundation:**
http://medicalalert.org
* **American College of Sports Medicine:**
http://www.acsm.org
* **American Bar Association:**
http// www.abanet.org
* **Sociedade Brasileira de Cardiologia**
http//www.cardiol.br
* **Michigan Diabetes Research and Ttraining Center**
http//www.research.umich.edu
* **ANAD**
http//www.anad.org.br

Sugestões de leitura

AMERICAN DIABETES ASSOCIATION. **Diabetes de A a Z:** Petrópolis.

ANJOS, Mário Negreiro dos. **Diabetes da criança ao adulto**: Cultura Médica

BELINDA, Childs; CRYER; Philip. **American Diabetes Association – Complete Guide to Diabetes:** Bantam Books.

BERTINI-OLIVEIRA, Anna Maria. **Diabetes e gravidez:** Sarvier.

CLARET, Martin. **O que você deve saber sobre – diabetes:** Martin Claret.

COSTA, Arual Augusto. **Manual de diabetes:** Sarvier.

DAVIDSON, Mayer B. **Diabetes Mellitus – Diagnóstico e Tratamento:** Revinter.

GORDON, Neil F. **Diabetes – Seu manual completo de exercícios:** Physis.

LARPENT, Nicole. **Alimentação e diabetes:** Nova Fronteira.

MCCOOL, Martha Hope; WOODRUFF; Sandra. **My doctor says – I have a little diabetes:** Avery.

NORWOOD, Janet Worsley. **Entendendo a diabetes – Para Educação do paciente:** Julio Louzada.

PETER, Andrei. **ABC do Diabetes:** Atkins.

PETERSON, **Lois J. Como controlar o diabetes e viver bem:** Abba Press.

PETZOLDT, Rudiger. **Diabetes:** Alt ao livro técnico.

SALGADO, Luiz Roberto, **Diabetes:** Contexto.

SETIAN, Nuvarte. **Diabetes Mellitus na criança e no adolescente**: Sarvier.

SONKSEN, Peter. **Tudo sobre – Diabetes:** Andrei.

SPRINGHOUSE CORPORATION. **Diabetes Mellitus – An Incredibly Easy Miniguide:** Springhouse.

STEYER, Irmtraude Bartz. **Viva bem com seu diabetes – Col. Depoimentos:** Mercado Aberto.

SUGAYAMA, Maria Cristina.**Diabetes – Conviva bem saboreando amor:** Casa do Editor.

TAYLOR, Barbara. **Conviver com o diabetes:** Scipione.

VALLE, **Procopio do. Aprenda a viver com seu diabetes:** Ediouro.

VALLE, Procopio do. **Viva em paz com o seu diabetes:** Atheneu.

WEILL, Roberto. **Controle seu diabetes comendo bem:** Gaia.

ZAGURY, Leão. **Diabetes sem medo – Orientação para diabéticos e seus familiares:** Rocco.

Coleção **L&PM** POCKET

1. **Catálogo geral da Coleção**
2. **Poesias** – Fernando Pessoa
3. **O livro dos sonetos** – org. Sergio Faraco
4. **Hamlet** – Shakespeare / trad. Millôr
5. **Isadora, frag. autobiográficos** – Isadora Duncan
6. **Histórias sicilianas** – G. Lampedusa
7. **O relato de Arthur Gordon Pym** – Edgar A. Poe
8. **A mulher mais linda da cidade** – Bukowski
9. **O fim de Montezuma** – Hernan Cortez
10. **A ninfomania** – D. T. Bienville
11. **As aventuras de Robinson Crusoé** – D. Defoe
12. **Histórias de amor** – A. Bioy Casares
13. **Armadilha mortal** – Roberto Arlt
14. **Contos de fantasmas** – Daniel Defoe
15. **Os pintores cubistas** – G. Apollinaire
16. **A morte de Ivan Ilitch** – L.Tolstoi
17. **A desobediência civil** – D. H. Thoreau
18. **Liberdade, liberdade** – F. Rangel e M. Fernandes
19. **Cem sonetos de amor** – Pablo Neruda
20. **Mulheres** – Eduardo Galeano
21. **Cartas a Théo** – Van Gogh
23. **Don Juan** – Molière / Trad. Millôr Fernandes
24. **Horla** – Guy de Maupassant
25. **O caso de Charles Dexter Ward** – Lovecraft
26. **Vathek** – William Beckford
27. **Hai-Kais** – Millôr Fernandes
28. **Adeus, minha adorada** – Raymond Chandler
29. **Cartas portuguesas** – Mariana Alcoforado
30. **A mensageira das violetas** – Florbela Espanca
31. **Espumas flutuantes** – Castro Alves
32. **Dom Casmurro** – Machado de Assis
34. **Alves & Cia.** – Eça de Queiroz
35. **Uma temporada no inferno** – A. Rimbaud
36. **A corresp. de Fradique Mendes** – Eça de Queiroz
38. **Antologia poética** – Olavo Bilac
39. **Rei Lear** – Shakespeare
40. **Memórias póstumas de Brás Cubas** – M. de Assis
41. **Que loucura!** – Woody Allen
42. **O duelo** – Casanova
44. **Gentidades** – Darcy Ribeiro
45. **Mem. de um Sarg. de Milícias** – M. A. de Almeida
46. **Os escravos** – Castro Alves
47. **O desejo pego pelo rabo** – Pablo Picasso
48. **Os inimigos** – Máximo Gorki
49. **O colar de veludo** – Alexandre Dumas
50. **Livro dos bichos** – Vários
52. **Quincas Borba** – Machado de Assis
53. **O exército de um homem só** – Moacyr Scliar
54. **Frankenstein** – Mary Shelley
55. **Dom Segundo Sombra** – Ricardo Güiraldes
56. **De vagões e vagabundos** – Jack London
57. **O homem bicentenário** – Isaac Asimov
58. **A viuvinha** – José de Alencar
59. **Livro das cortesias** – org. de Sergio Faraco
60. **Últimos poemas** – Pablo Neruda
61. **A moreninha** – Joaquim Manuel de Macedo
62. **Cinco minutos** – José de Alencar
63. **Saber envelhecer e a amizade** – Cícero
64. **Enquanto a noite não chega** – J. Guimarães
65. **Tufão** – Joseph Conrad
66. **Aurélia** – Gérard de Nerval
67. **I-Juca-Pirama** – Gonçalves Dias
68. **Fábulas** – Esopo
69. **Teresa Filósofa** – Anônimo do Séc. XVIII
70. **Avent. inéditas de Sherlock Holmes** – A. C. Doyle
71. **Quintana de bolso** – Mario Quintana
72. **Antes e depois** – Paul Gauguin
73. **A morte de Olivier Bécaille** – Émile Zola
74. **Iracema** – José de Alencar
75. **Iaiá Garcia** – Machado de Assis
76. **Utopia** – Tomás Morus
77. **Sonetos para amar o amor** – Camões
78. **Carmem** – Prosper Mérimée
79. **Senhora** – José de Alencar
80. **Hagar, o horrível 1** – Dik Browne
81. **O coração das trevas** – Joseph Conrad
82. **Um estudo em vermelho** – Arthur Conan Doyle
83. **Todos os sonetos** – Augusto dos Anjos
84. **A propriedade é um roubo** – P.-J. Proudhon
85. **Drácula** – Bram Stoker
86. **O marido complacente** – Sade
87. **De profundis** – Oscar Wilde
88. **Sem plumas** – Woody Allen
89. **Os bruzundangas** – Lima Barreto
90. **O cão dos Baskervilles** – Arthur Conan Doyle
91. **Paraísos artificiais** – Charles Baudelaire
92. **Cândido, ou o otimismo** – Voltaire
93. **Triste fim de Policarpo Quaresma** – Lima Barreto
94. **Amor de perdição** – Camilo Castelo Branco
95. **A megera domada** – Shakespeare / trad. Millôr
96. **O mulato** – Aluísio Azevedo
97. **O alienista** – Machado de Assis
98. **O livro dos sonhos** – Jack Kerouac
99. **Noite na taverna** – Álvares de Azevedo
100. **Aura** – Carlos Fuentes
102. **Contos gauchescos e Lendas do sul** – Simões Lopes Neto
103. **O cortiço** – Aluísio Azevedo
104. **Marília de Dirceu** – T. A. Gonzaga
105. **O Primo Basílio** – Eça de Queiroz
106. **O ateneu** – Raul Pompéia
107. **Um escândalo na Boêmia** – Arthur Conan Doyle
108. **Contos** – Machado de Assis
109. **200 Sonetos** – Luis Vaz de Camões
110. **O príncipe** – Maquiavel
111. **A escrava Isaura** – Bernardo Guimarães
112. **O solteirão nobre** – Conan Doyle
114. **Shakespeare de A a Z** – Shakespeare
115. **A relíquia** – Eça de Queiroz
117. **Livro do corpo** – Vários
118. **Lira dos 20 anos** – Álvares de Azevedo
119. **Esaú e Jacó** – Machado de Assis
120. **A barcarola** – Pablo Neruda
121. **Os conquistadores** – Júlio Verne

122. Contos breves – G. Apollinaire
123. Talpi – Herman Melville
124. Livro dos desaforos – org. de Sergio Faraco
125. A mão e a luva – Machado de Assis
126. Doutor Miragem – Moacyr Scliar
127. O penitente – Isaac B. Singer
128. Diários da descoberta da América – C. Colombo
129. Édipo Rei – Sófocles
130. Romeu e Julieta – Shakespeare
131. Hollywood – Charles Bukowski
132. Billy the Kid – Pat Garrett
133. Cuca fundida – Woody Allen
134. O jogador – Dostoiévski
135. O livro da selva – Rudyard Kipling
136. O vale do terror – Arthur Conan Doyle
137. Dançar tango em Porto Alegre – S. Faraco
138. O gaúcho – Carlos Reverbel
139. A volta ao mundo em oitenta dias – J. Verne
140. O livro dos esnobes – W. M. Thackeray
141. Amor & morte in Poodle Springs – Raymond Chandler & R. Parker
142. As aventuras de David Balfour – Stevenson
143. Alice no país das maravilhas – Lewis Carroll
144. A ressurreição – Machado de Assis
145. Inimigos, uma história de amor – I. Singer
146. O Guarani – José de Alencar
147. A cidade e as serras – Eça de Queiroz
148. Eu e outras poesias – Augusto dos Anjos
149. A mulher de trinta anos – Balzac
150. Pomba enamorada – Lygia F. Telles
151. Contos fluminenses – Machado de Assis
152. Antes de Adão – Jack London
153. Intervalo amoroso – A. Romano de Sant'Anna
154. Memorial de Aires – Machado de Assis
155. Naufrágios e comentários – Cabeza de Vaca
156. Ubirajara – José de Alencar
157. Textos anarquistas – Bakunin
158. O pirotécnico Zacarias – Murilo Rubião
159. Amor de salvação – Camilo Castelo Branco
160. O gaúcho – José de Alencar
161. O livro das maravilhas – Marco Polo
162. Inocência – Visconde de Taunay
163. Helena – Machado de Assis
164. Uma estação de amor – Horácio Quiroga
165. Poesia reunida – Martha Medeiros
166. Memórias de Sherlock Holmes – Conan Doyle
167. A vida de Mozart – Stendhal
168. O primeiro terço – Neal Cassady
169. O mandarim – Eça de Queiroz
170. Um espinho de marfim – Marina Colasanti
171. A ilustre Casa de Ramires – Eça de Queiroz
172. Lucíola – José de Alencar
173. Antígona – Sófocles – trad. Donaldo Schüler
174. Otelo – William Shakespeare
175. Antologia – Gregório de Matos
176. A liberdade de imprensa – Karl Marx
177. Casa de pensão – Aluísio Azevedo
178. São Manuel Bueno, Mártir – Unamuno
179. Primaveras – Casimiro de Abreu
180. O noviço – Martins Pena
181. O sertanejo – José de Alencar
182. Eurico, o presbítero – Alexandre Herculano
183. O signo dos quatro – Conan Doyle
184. Sete anos no Tibet – Heinrich Harrer
185. Vagamundo – Eduardo Galeano
186. De repente acidentes – Carl Solomon
187. As minas de Salomão – Rider Haggard
188. Uivo – Allen Ginsberg
189. A ciclista solitária – Conan Doyle
190. Os seis bustos de Napoleão – Conan Doyle
191. Cortejo do divino – Nelida Piñon
192. Cassino Royale – Ian Fleming
193. Viva e deixe morrer – Ian Fleming
194. Os crimes do amor – Marquês de Sade
195. Besame Mucho – Mário Prata
196. Tuareg – Alberto Vázquez-Figueroa
197. O longo adeus – Raymond Chandler
198. Os diamantes são eternos – Ian Fleming
199. Notas de um velho safado – C. Bukowski
200. 111 ais – Dalton Trevisan
201. O nariz – Nicolai Gogol
202. O capote – Nicolai Gogol
203. Macbeth – William Shakespeare
204. Heráclito – Donaldo Schüler
205. Você deve desistir, Osvaldo – Cyro Martins
206. Memórias de Garibaldi – A. Dumas
207. A arte da guerra – Sun Tzu
208. Fragmentos – Caio Fernando Abreu
209. Festa no castelo – Moacyr Scliar
210. O grande deflorador – Dalton Trevisan
211. Corto Maltese na Etiópia – Hugo Pratt
212. Homem do princípio ao fim – Millôr Fernandes
213. Aline e seus dois namorados – A. Iturrusgarai
214. A juba do leão – Sir Arthur Conan Doyle
215. Assassino metido a esperto – R. Chandler
216. Confissões de um comedor de ópio – T. De Quincey
217. Os sofrimentos do jovem Werther – Goethe
218. Fedra – Racine / Trad. Millôr Fernandes
219. O vampiro de Sussex – Conan Doyle
220. Sonho de uma noite de verão – Shakespeare
221. Dias e noites de amor e de guerra – Galeano
222. O Profeta – Khalil Gibran
223. Flávia, cabeça, tronco e membros – M. Fernandes
224. Guia da ópera – Jeanne Suhamy
225. Macário – Álvares de Azevedo
226. Etiqueta na prática – Celia Ribeiro
227. Manifesto do partido comunista – Marx & Engels
228. Poemas – Millôr Fernandes
229. Um inimigo do povo – Henrik Ibsen
230. O paraíso destruído – Frei B. de las Casas
231. O gato no escuro – Josué Guimarães
232. O mágico de Oz – L. Frank Baum
233. Armas no Cyrano's – Raymond Chandler
234. Max e os felinos – Moacyr Scliar
235. Nos céus de Paris – Alcy Cheuiche
236. Os bandoleiros – Schiller
237. A primeira coisa que eu botei na boca – Deonísio da Silva
238. As aventuras de Simbad, o marújo
239. O retrato de Dorian Gray – Oscar Wilde
240. A carteira de meu tio – J. Manuel de Macedo
241. A luneta mágica – J. Manuel de Macedo

242. A metamorfose – Kafka
243. A flecha de ouro – Joseph Conrad
244. A ilha do tesouro – R. L. Stevenson
245. Marx - Vida & Obra – José A. Giannotti
246. Gênesis
247. Unidos para sempre – Ruth Rendell
248. A arte de amar – Ovídio
249. O sono eterno – Raymond Chandler
250. Novas receitas do Anonymus Gourmet – J.A.P.M.
251. A nova catacumba – Arthur Conan Doyle
252. O dr. Negro – Arthur Conan Doyle
253. Os voluntários – Moacyr Scliar
254. A bela adormecida – Irmãos Grimm
255. O príncipe sapo – Irmãos Grimm
256. Confissões e Memórias – H. Heine
257. Viva o Alegrete – Sergio Faraco
258. Vou estar esperando – R. Chandler
259. A senhora Beate e seu filho – Schnitzler
260. O ovo apunhalado – Caio Fernando Abreu
261. O ciclo das águas – Moacyr Scliar
262. Millôr Definitivo – Millôr Fernandes
263. Viagem ao centro da Terra – Júlio Verne
264. A dama do lago – Raymond Chandler
265. Caninos brancos – Jack London
266. O médico e o monstro – R. L. Stevenson
267. A tempestade – William Shakespeare
268. Assassinatos na rua Morgue – E. Allan Poe
269. 99 corruíras nanicas – Dalton Trevisan
270. Broquéis – Cruz e Sousa
271. Mês de cães danados – Moacyr Scliar
272. Anarquistas – vol. 1 – A idéia – G. Woodcock
273. Anarquistas – vol. 2 – O movimento – G Woodcock
274. Pai e filho, filho e pai – Moacyr Scliar
275. As aventuras de Tom Sawyer – Mark Twain
276. Muito barulho por nada – W. Shakespeare
277. Elogio à loucura – Erasmo
278. Autobiografia de Alice B. Toklas – G. Stein
279. O chamado da floresta – J. London
280. Uma agulha para o diabo – Ruth Rendell
281. Verdes vales do fim do mundo – A. Bivar
282. Ovelhas negras – Caio Fernando Abreu
283. O fantasma de Canterville – O. Wilde
284. Receitas de Yayá Ribeiro – Celia Ribeiro
285. A galinha degolada – H. Quiroga
286. O último adeus de Sherlock Holmes – A. Conan Doyle
287. A. Gourmet em Histórias de cama & mesa – J. A. Pinheiro Machado
288. Topless – Martha Medeiros
289. Mais receitas do Anonymus Gourmet – J. A. Pinheiro Machado
290. Origens do discurso democrático – D. Schüler
291. Humor politicamente incorreto – Nani
292. O teatro do bem e do mal – E. Galeano
293. Garibaldi & Manoela – J. Guimarães
294. 10 dias que abalaram o mundo – John Reed
295. Numa fria – Charles Bukowski
296. Poesia de Florbela Espanca vol. 1
297. Poesia de Florbela Espanca vol. 2
298. Escreva certo – É. Oliveira e M. E. Bernd
299. O vermelho e o negro – Stendhal
300. Ecce homo – Friedrich Nietzsche
301. (7) Comer bem, sem culpa – Dr. Fernando Lucchese, A. Gourmet e Iotti
302. O livro de Cesário Verde – Cesário Verde
303. O reino das cebolas – C. Moscovich
304. 100 receitas de macarrão – S. Lancellotti
305. 160 receitas de molhos – S. Lancellotti
306. 100 receitas light – H. e Â. Tonetto
307. 100 receitas de sobremesas – Celia Ribeiro
308. Mais de 100 dicas de churrasco – Leon Diziekaniak
309. 100 receitas de acompanhamentos – C. Cabeda
310. Honra ou vendetta – S. Lancellotti
311. A alma do homem sob o socialismo – Oscar Wilde
312. Tudo sobre Yôga – Mestre De Rose
313. Os varões assinalados – Tabajara Ruas
314. Édipo em Colono – Sófocles
315. Lisístrata – Aristófanes / trad. Millôr
316. Sonhos de Bunker Hill – John Fante
317. Os deuses de Raquel – Moacyr Scliar
318. O colosso de Marússia – Henry Miller
319. As eruditas – Molière / trad. Millôr
320. Radicci 1 – Iotti
321. Os Sete contra Tebas – Ésquilo
322. Brasil Terra à vista – Eduardo Bueno
323. Radicci 2 – Iotti
324. Júlio César – William Shakespeare
325. A carta de Pero Vaz de Caminha
326. Cozinha Clássica – Sílvio Lancellotti
327. Madame Bovary – Gustave Flaubert
328. Dicionário do viajante insólito – M. Scliar
329. O capitão saiu para o almoço... – Bukowski
330. A carta roubada – Edgar Allan Poe
331. É tarde para saber – Josué Guimarães
332. O livro de bolso da Astrologia – Maggy Harrisonx e Mellina Li
333. 1933 foi um ano ruim – John Fante
334. 100 receitas de arroz – Aninha Comas
335. Guia prático do Português correto – vol. 1 – Cláudio Moreno
336. Bartleby, o escriturário – H. Melville
337. Enterrem meu coração na curva do rio – Dee Brown
338. Um conto de Natal – Charles Dickens
339. Cozinha sem segredos – J. A. P. Machado
340. A dama das Camélias – A. Dumas Filho
341. Alimentação saudável – H. e Â. Tonetto
342. Continhos galantes – Dalton Trevisan
343. A Divina Comédia – Dante Alighieri
344. A Dupla Sertanojo – Santiago
345. Cavalos do amanhecer – Mario Arregui
346. Biografia de Vincent van Gogh por sua cunhada – Jo van Gogh-Bonger
347. Radicci 3 – Iotti
348. Nada de novo no front – E. M. Remarque
349. A hora dos assassinos – Henry Miller
350. Flush - Memórias de um cão – Virginia Woolf
351. A guerra no Bom Fim – M. Scliar
352. (1) O caso Saint-Fiacre – Simenon
353. (2) Morte na alta sociedade – Simenon
354. (3) O cão amarelo – Simenon

356.(4) **Maigret e o homem do banco** – Simenon
357. **As uvas e o vento** – Pablo Neruda
358. **On the road** – Jack Kerouac
359. **O coração amarelo** – Pablo Neruda
360. **Livro das perguntas** – Pablo Neruda
361. **Noite de Reis** – William Shakespeare
362. **Manual de Ecologia** – vol.1 – J. Lutzenberger
363. **O mais longo dos dias** – Cornelius Ryan
364. **Foi bom prá você?** – Nani
365. **Crepusculário** – Pablo Neruda
366. **A comédia dos erros** – Shakespeare
367.(5) **A primeira investigação de Maigret** – Simenon
368.(6) **As férias de Maigret** – Simenon
369. **Mate-me por favor (vol.1)** – L. McNeil
370. **Mate-me por favor (vol.2)** – L. McNeil
371. **Carta ao pai** – Kafka
372. **Os vagabundos iluminados** – J. Kerouac
373.(7) **O enforcado** – Simenon
374.(8) **A fúria de Maigret** – Simenon
375. **Vargas, uma biografia política** – H. Silva
376. **Poesia reunida (vol.1)** – A. R. de Sant'Anna
377. **Poesia reunida (vol.2)** – A. R. de Sant'Anna
378. **Alice no país do espelho** – Lewis Carroll
379. **Residência na Terra 1** – Pablo Neruda
380. **Residência na Terra 2** – Pablo Neruda
381. **Terceira Residência** – Pablo Neruda
382. **O delírio amoroso** – Bocage
383. **Futebol ao sol e à sombra** – E. Galeano
384.(9) **O porto das brumas** – Simenon
385.(10) **Maigret e seu morto** – Simenon
386. **Radicci 4** – Iotti
387. **Boas maneiras & sucesso nos negócios** – Celia Ribeiro
388. **Uma história Farroupilha** – M. Scliar
389. **Na mesa ninguém envelhece** – J. A. P. Machado
390. **200 receitas inéditas do Anonymus Gourmet** – J. A. Pinheiro Machado
391. **Guia prático do Português correto – vol.2** – Cláudio Moreno
392. **Breviário das terras do Brasil** – Luis A. de Assis Brasil
393. **Cantos Cerimoniais** – Pablo Neruda
394. **Jardim de Inverno** – Pablo Neruda
395. **Antonio e Cleópatra** – William Shakespeare
396. **Tróia** – Cláudio Moreno
397. **Meu tio matou um cara** – Jorge Furtado
398. **O anatomista** – Federico Andahazi
399. **As viagens de Gulliver** – Jonathan Swift
400. **Dom Quixote – v.1** – Miguel de Cervantes
401. **Dom Quixote – v.2** – Miguel de Cervantes
402. **Sozinho no Pólo Norte** – Thomaz Brandolin
403. **Matadouro Cinco** – Kurt Vonnegut
404. **Delta de Vênus** – Anaïs Nin
405. **O melhor de Hagar 2** – Dik Browne
406. **É grave Doutor?** – Nani
407. **Orai pornô?** – Nani
408.(11) **Maigret em Nova York** – Simenon
409.(12) **O assassino sem rosto** – Simenon
410.(13) **O mistério das jóias roubadas** – Simenon
411. **A irmãzinha** – Raymond Chandler
412. **Três contos** – Gustave Flaubert
413. **De ratos e homens** – John Steinbeck
414. **Lazarilho de Tormes** – Anônimo do séc. XVI
415. **Triângulo das águas** – Caio Fernando Abreu
416. **100 receitas de carnes** – Sílvio Lancellotti
417. **Histórias de robôs: vol.1** – org. Isaac Asimov
418. **Histórias de robôs: vol.2** – org. Isaac Asimov
419. **Histórias de robôs: vol.3** – org. Isaac Asimov
420. **O país dos centauros** – Tabajara Ruas
421. **A república de Anita** – Tabajara Ruas
422. **A carga dos lanceiros** – Tabajara Ruas
423. **Um amigo de Kafka** – Isaac Singer
424. **As alegres matronas de Windsor** – Shakespeare
425. **Amor e exílio** – Isaac Bashevis Singer
426. **Use & abuse do seu signo** – Marília Fiorillo e Marylou Simonsen
427. **Pigmaleão** – Bernard Shaw
428. **As fenícias** – Eurípides
429. **Everest** – Thomaz Brandolin
430. **A arte de furtar** – Anônimo do séc. XVI
431. **Billy Bud** – Herman Melville
432. **A rosa separada** – Pablo Neruda
433. **Elegia** – Pablo Neruda
434. **A garota de Cassidy** – David Goodis
435. **Como fazer a guerra: máximas de Napoleão** – Balzac
436. **Poemas de Emily Dickinson**
437. **Gracias por el fuego** – Mario Benedetti
438. **O sofá** – Crébillon Fils
439. **O "Martín Fierro"** – Jorge Luis Borges
440. **Trabalhos de amor perdidos** – W. Shakespeare
441. **O melhor de Hagar 3** – Dik Browne
442. **Os Maias (volume1)** – Eça de Queiroz
443. **Os Maias (volume2)** – Eça de Queiroz
444. **Anti-Justine** – Restif de La Bretonne
445. **Juventude** – Joseph Conrad
446. **Singularidades de uma rapariga loura** – Eça de Queiroz
447. **Janela para a morte** – Raymond Chandler
448. **Um amor de Swann** – Marcel Proust
449. **À paz perpétua** – Immanuel Kant
450. **A conquista do México** – Hernan Cortez
451. **Defeitos escolhidos e 2000** – Pablo Neruda
452. **O casamento do céu e do inferno** – William Blake
453. **A primeira viagem ao redor do mundo** – Antonio Pigafetta
454.(14) **Uma sombra na janela** – Simenon
455.(15) **A noite da encruzilhada** – Simenon
456.(16) **A velha senhora** – Simenon
457. **Sartre** – Annie Cohen-Solal
458. **Discurso do método** – René Descartes
459. **Garfield em grande forma** – Jim Davis
460. **Garfield está de dieta** – Jim Davis
461. **O livro das feras** – Patricia Highsmith
462. **Viajante solitário** – Jack Kerouac
463. **Auto da barca do inferno** – Gil Vicente
464. **O livro vermelho dos pensamentos de Millôr** – Millôr Fernandes
465. **O livro dos abraços** – Eduardo Galeano
466. **Voltaremos!** – José Antonio Pinheiro Machado
467. **Rango** – Edgar Vasques

468(8). **Dieta mediterrânea** – Dr. Fernando Lucchese e José Antonio Pinheiro Machado – Cláudio Moreno
469. **Radicci 5** – Iotti
470. **Pequenos pássaros** – Anaïs Nin
471. **Guia prático do Português correto – vol.3** – Cláudio Moreno
472. **Atire no pianista** – David Goodis
473. **Antologia Poética** – García Lorca
474. **Alexandre e César** – Plutarco
475. **Uma espiã na casa do amor** – Anaïs Nin
476. **A gorda do Tiki Bar** – Dalton Trevisan
477. **Garfield um gato de peso** – Jim Davis
478. **Canibais** – David Coimbra
479. **A arte de escrever** – Arthur Schopenhauer
480. **Pinóquio** – Carlo Collodi
481. **Misto-quente** – Charles Bukowski
482. **A lua na sarjeta** – David Goodis
483. **Recruta Zero** – Mort Walker
484. **Aline 2: TPM – tensão pré-monstrual** – Adão Iturrusgarai
485. **Sermões do Padre Antonio Vieira**
486. **Garfield numa boa** – Jim Davis
487. **Mensagem** – Fernando Pessoa
488. **Vendeta *seguido de* A paz conjugal** – Balzac
489. **Poemas de Alberto Caeiro** – Fernando Pessoa
490. **Ferragus** – Honoré de Balzac
491. **A duquesa de Langeais** – Honoré de Balzac
492. **A menina dos olhos de ouro** – Honoré de Balzac
493. **O lírio do vale** – Honoré de Balzac
494(17). **A barcaça da morte** – Simenon
495(18). **As testemunhas rebeldes** – Simenon
496(19). **Um engano de Maigret** – Simenon
497(1). **A noite das bruxas** – Agatha Christie
498(2). **Um passe de mágica** – Agatha Christie
499(3). **Nêmesis** – Agatha Christie
500. **Esboço para uma teoria das emoções** – Jean-Paul Sartre
501. **Renda básica de cidadania** – Eduardo Suplicy
502(1). **Pílulas para viver melhor** – Dr. Lucchese
503(2). **Pílulas para prolongar a juventude** – Dr. Lucchese
504(3). **Desembarcando o Diabetes** – Dr. Lucchese
505(4). **Desembarcando o Sedentarismo** – Dr. Fernando Lucchese e Cláudio Castro
506(5). **Desembarcando a Hipertensão** – Dr. Lucchese
507(6). **Desembarcando o Colesterol** – Dr. Fernando Lucchese e Fernanda Lucchese
508. **Estudos de mulher** – Balzac
509. **O terceiro tira** – Flann O'Brien
510. **100 receitas de aves e ovos** – José Antonio Pinheiro Machado
511. **Garfield em toneladas de diversão** – Jim Davis
512. **Trem-bala** – Martha Medeiros
513. **Os cães ladram** – Truman Capote
514. **O Kama Sutra de Vatsyayana**
515. **O crime do Padre Amaro** – Eça de Queiroz
516. **Odes de Ricardo Reis** – Fernando Pessoa
517. **O inverno da nossa desesperança** – John Steinbeck
518. **Piratas do Tietê 1** – Laerte
519. **Rê Bordosa: do começo ao fim** – Angeli
520. **O Harlem é escuro** – Chester Himes
521. **Café-da-manhã dos campeões** – Kurt Vonnegut
522. **Eugénie Grandet** – Balzac
523. **O último magnata** – F. Scott Fitzgerald
524. **Carol** – Patricia Highsmith
525. **100 receitas de patisseria** – Sílvio Lancellotti
526. **O fator humano** – Graham Greene
527. **Tristessa** – Jack Kerouac
528. **O diamante do tamanho do Ritz** – S. Fitzgerald
529. **As melhores histórias de Sherlock Holmes** – Arthur Conan Doyle
530. **Cartas a um jovem poeta** – Rilke
531(20). **Memórias de Maigret** – Simenon
532(4). **O misterioso sr. Quin** – Agatha Christie
533. **Os analectos** – Confúcio
534(21). **Maigret e os homens de bem** – Simenon
535(22). **O medo de Maigret** – Simenon
536. **Ascensão e queda de César Birotteau** – Balzac
537. **Sexta-feira negra** – David Goodis
538. **Ora bolas – O humor cotidiano de Mario Quintana** – Juarez Fonseca
539. **Longe daqui aqui mesmo** – Antonio Bivar
540(5). **É fácil matar** – Agatha Christie
541. **O pai Goriot** – Balzac
542. **Brasil, um país do futuro** – Stefan Zweig
543. **O processo** – Kafka
544. **O melhor de Hagar 4** – Dik Browne
545(6). **Por que não pediram a Evans?** – Agatha Christie
546. **Fanny Hill** – John Cleland
547. **O gato por dentro** – William S. Burroughs
548. **Sobre a brevidade da vida** – Sêneca
549. **Geraldão 1** – Glauco
550. **Piratas do Tietê 2** – Laerte
551. **Pagando o pato** – Ciça
552. **Garfield de bom humor** – Jim Davis
553. **Conhece o Mário?** – Santiago
554. **Radicci 6** – Iotti
555. **Os subterrâneos** – Jack Kerouac
556(1). **Balzac** – François Taillandier
557(2). **Modigliani** – Christian Parisot
558(3). **Kafka** – Gérard-Georges Lemaire
559(4). **Júlio César** – Joël Schmidt
560. **Receitas da família** – J. A. Pinheiro Machado
561. **Boas maneiras à mesa** – Celia Ribeiro
562(9). **Filhos sadios, pais felizes** – R. Pagnoncelli
563(10). **Fatos & mitos** – Dr. Fernando Lucchese
564. **Ménage à trois** – Paula Taitelbaum
565. **Mulheres!** – David Coimbra
566. **Poemas de Álvaro de Campos** – Fernando Pessoa
567. **Medo e outras histórias** – Stefan Zweig
568. **Snoopy e sua turma (1)** – Schulz
569. **Piadas para sempre (livro 1)** – Visconde da Casa Verde
570. **O alvo móvel** – Ross MacDonald

IMPRESSÃO:

Santa Maria - RS - Fone/Fax: (55) 3220.4500
wwww.pallotti.com.br